Prof. Dr. Michaela Döll

FRAUENGESUNDHEIT GEHT ANDERS

Prof. Dr. Michaela Döll

FRAUENGESUNDHEIT GEHT ANDERS

Herz, Blase, Darm, Knochen, Hormone –
wie der weibliche Körper tickt
und wie Beschwerden gezielt
behandelt werden können

VAK Verlags GmbH
Kirchzarten bei Freiburg

Hinweis des Verlags

Dieses Buch dient der Information über Möglichkeiten der Gesundheitsvorsorge. Wer sie anwendet, tut dies in eigener Verantwortung. Die Autorin und der Verlag beabsichtigen nicht, Diagnosen zu stellen oder Therapieanleitungen zu geben. Die hier vorgestellten Vorgehensweisen sind nicht als Ersatz für professionelle Behandlung bei ernsthaften Beschwerden zu verstehen.

Bibliographische Information der der Deutschen Nationalbibliothek

Die Deutsche Nationalbibliothek verzeichnet diese Publikation in der Deutschen Nationalbibliographie; detaillierte bibliographische Daten sind im Internet über http://dnb.d-nb.de abrufbar

VAK Verlags GmbH
Eschbachstraße 5
79199 Kirchzarten
Deutschland
E-Mail: info@vakverlag.de
www.vakverlag.de

Lektorat: Sabine Schmieder, Lünen
Produktion: Schmieder Media GmbH, Lünen
Covergestaltung: Kathrin Steigerwald, Hamburg
Layout: KRÜGER'S Satzgestaltung, Lünen
Foto Seite 197: © Robert Schmelka Fotografie
Druck: mediaprint solutions GmbH, Paderborn
Printed in Germany
ISBN: 978-3-86731-297-4

INHALT

VORWORT

Liebe Leserinnen,

Frauen sind anders gesund. Sie haben einen anderen Körper, eine andere Biologie, andere Erkrankungen und auch andere Symptome als Männer. In der Medizin wurde das lange Zeit zu wenig berücksichtigt.

So sind Frauen noch immer in klinischen Studien zur Wirkung und Nebenwirkung von Arzneimitteln deutlich unterrepräsentiert. Diese Vernachlässigung führte in der Vergangenheit zu Fehleinschätzungen – mit direkten Folgen für die Behandlung und Versorgung von Patientinnen.

Gerade deshalb ist es mir wichtig, dieses Buch in einer überarbeiteten Neuauflage vorzulegen. Medizin entwickelt sich stetig weiter, und neue Erkenntnisse verändern unseren Blick auf die Frauengesundheit. Diese Fortschritte sollen Sie in den aktualisierten Kapiteln wiederfinden.

Wir Frauen sind heutzutage im Allgemeinen stark gefordert. Als Mütter, Familienmanagerinnen, Berufstätige und »Powerfrauen« stehen wir mitten im Leben und versuchen, den täglich an uns herangetragenen Anforderungen gerecht zu werden. Auch wenn sich immer mehr Partner in die Gestaltung des gemeinsamen Familienlebens einbringen, tragen Frauen noch immer oft die »doppelte Last« aus Beruf, Haushalt und sozialem Engagement – was letztlich auch die Gesundheit belasten kann.

Wir Frauen sind zudem im Allgemeinen sensible, feinfühlige Wesen und neigen nicht selten dazu, uns Sorgen zu machen und zu grübeln. Die typisch weibliche Tendenz, sich für alles verantwortlich zu fühlen und sich Dinge »zu Herzen« zu nehmen, kann sogar Mediziner auf den Irrweg führen. So kommt es vor, dass die (oft untypischen) Symptome eines drohenden Herzinfarkts bei Frauen falsch gedeutet werden und dadurch wertvolle Behandlungszeit verloren geht.

Auch im Bereich der Medikamente sind Frauen in der Vergangenheit ins Hintertreffen geraten. Über Jahrzehnte hinweg wurden Arzneimittel fast ausschließlich an Männern getestet. Frauen waren etwa 30 Jahre lang von der Arzneimittelforschung ausgeschlossen und werden erst seit vergleichsweise kurzer Zeit wieder in Studien einbezogen. Auf den Beipackzetteln findet man nach wie vor kaum Unterschiede in den Empfehlungen für Frauen und Männer. So wird Frauen häufig die »männliche« Standarddosis verordnet - obwohl Stoffwechsel und Körperzusammensetzung bei uns ganz anders sind, was erheblichen Einfluss auf Wirkung und Verträglichkeit hat.

Auch treten bei Frauen teilweise andere Krankheitsbilder auf als bei Männern, und Erkrankungen, die beide Geschlechter betreffen, zeigen sich oft mit unterschiedlichen Symptomen. Typische Beispiele sind Osteoporose, Blasenentzündungen, Migräne oder auch Herz-Kreislauf-Erkrankungen mit abweichenden Beschwerden. Deshalb verstärkt sich seit Jahren der Ruf nach einer geschlechtsspezifischen Medizin (»Gender Medicine«), die die Besonderheiten der Frau - aber auch jene des Mannes - berücksichtigt. Inzwischen hat sich diese geschlechtsspezifische Medizin zu einer fachübergreifenden Wissenschaft entwickelt. Forschende verschiedener Disziplinen untersuchen Unterschiede in Gesundheit, Krankheit, Medikamentenwirkung und Alterung und arbeiten daran, diese Erkenntnisse in den medizinischen Alltag zu integrieren.

Gleichzeitig können viele typische Frauenbeschwerden - etwa das prämenstruelle Syndrom, Haut- und Haarprobleme, Wechseljahresbeschwerden oder Blasenentzündungen - durch bestimmte Lebensmittel und Nährstoffe günstig beeinflusst werden. Hier setzt das Konzept einer geschlechtsspezifischen Ernährung (»Gender Nutrition«) an, die die besonderen Bedürfnisse von Frauen berücksichtigt.

Ich wünsche Ihnen, liebe Leserinnen, dass dieses Buch viele Anregungen für Sie persönlich bereithält, und möchte Sie dazu ermuntern, mir Ihre Erfahrungen mitzuteilen (meine E-Mail-Adresse finden Sie auf meiner Webseite). Ich freue mich auf den Kontakt mit Ihnen, wünsche Ihnen aber zunächst anregende und informative Lesestunden mit diesem Buch.

Ihre
Michaela Döll

1 GENDER MEDICINE – BIOLOGISCHES UND PSYCHOSOZIALES GESCHLECHT BESTIMMEN GESUNDHEIT UND KRANKHEIT

Zwischen Hormonen und Rollenbildern

Inzwischen ist sie angekommen: die Botschaft, dass Frauen und Männer nicht nur anders sind, sondern auch anders krank sind. Es gibt inzwischen sogar Forschungsschwerpunkte an einigen Universitäten zu diesem Thema, laut WHO Gender and Health Report 2023 zeigen sich deutliche Unterschiede in Krankheitsverläufen zwischen Männern und Frauen. Dennoch ist in der alltäglichen Medizin noch wenig zu spüren von der geschlechtsspezifischen Behandlung, die den besonderen körperlichen Eigenheiten von Frauen und Männern gerecht werden soll.

Was also hat es auf sich mit der Gender Medicine und wodurch wird sie geprägt? Zum einen ist da die Biologie, die natürlicherweise das Geschlecht festlegt. Zum anderen gibt es soziale und kulturelle Einflussgrößen, die im Wechselspiel mit den biologischen Komponenten das Selbstverständnis des eigenen Geschlechts prägen. Die körperlich bedingten Unterschiede zwischen Frau und Mann, aber auch die typischen Wesensmerkmale der beiden Geschlechter, resultieren letztlich aus diesen beiden großen und komplexen Bereichen, die untrennbar miteinander verbunden sind.

Die Gender Medicine bemüht sich um Therapiemöglichkeiten, die für Frauen und Männer unter dem Einfluss von sozialen und kulturellen Faktoren gleichermaßen geeignet sind. Ziel ist es, beiden Geschlechtern die bestmögliche Behandlung zukommen zu lassen und Benachteiligungen möglichst auszuschließen.

Wird es ein Mädchen oder doch ein Junge?

Jede Frau fragt sich zu Beginn einer Schwangerschaft, ob das Kind wohl gesund sein wird. Als zweite Überlegung kommt meistens die nach dem Geschlecht: Wird es ein Mädchen oder ein Junge? Rosa oder Himmelblau, Puppe oder Bagger, so prägen wir die ersten Lebensjahre des Nachwuchses, und Kinder entdecken ihre Geschlechtszugehörigkeit, die sich besonders in der frühen Phase ihres Lebens festigt. Nach Daten des Robert-Koch-Instituts (RKI 2023) werden in Deutschland jährlich rund 780.000 Kinder geboren, davon etwa 49 Prozent Mädchen und 51 Prozent Jungen.

Aber natürlich wird das Geschlecht bereits bei der Befruchtung, also bei der Verschmelzung der Eizelle mit der Samenzelle, festgelegt. Und nicht nur das, auch andere Eigenschaften sind damit vorgegeben. Ob wir mit einem sanften Gemüt oder mit einer Neigung zu Gefühlsausbrüchen, mit blauen Augen oder mit braunen Haaren geboren werden, das alles ist vor der Geburt festgelegt auf jenem aufgewickelten Erbfaden (DNA), der gut verpackt in den Chromosomen sitzt. Von diesen besitzen wir in jeder Zelle 22 Paare (insgesamt 44 Chromosomen), die für all diese Eigenschaften zuständig sind, und zusätzlich ein Chromosomenpaar, das unser Geschlecht bestimmt.

Je nach ihrem Aussehen unter dem Mikroskop werden diese geschlechtsspezifischen Chromosomen als X- oder Y-Chromosom bezeichnet. Während die männlichen Samenzellen entweder ein X- oder ein Y-Chromosom enthalten, besitzen die unbefruchteten weiblichen Eizellen stets ein X-Chromosom. Wenn sich nun eine Samenzelle mit einer Eizelle verbindet, entscheidet die Ausstattung des Spermiums über das Geschlecht: Hat eine Samenzelle mit einem X-Chromosom die Nase vorn, dann enthält die befruchtete Eizelle zwei X-Chromosomen und das Baby ist weiblich. Gewinnt dagegen ein Spermium mit einem Y-Chromosom, entsteht ein Junge.

So wird deutlich, wodurch, rein genetisch betrachtet, das biologische Geschlecht (Sex) bestimmt ist. Diese erbliche Fixierung macht im Wesentlichen die biologischen Unterschiede zwischen Frau und Mann aus, etwa bei Geschlechtsorganen, Körperbau oder Stoffwechsel. Doch wie bereits erwähnt, wird das typisch Frau oder typisch Mann sein auch von äußeren Faktoren wie Erziehung, Bildung und Umfeld geprägt, die man unter dem Begriff Gender (soziales Geschlecht) zusammenfasst. Damit wird klar: Unser Fühlen, Denken und Handeln wird ebenso stark durch gesellschaftliche Rollen beeinflusst wie durch Gene.

GESUNDHEIT IST KEIN UNISEX-THEMA. WER FRAUEN VERSTEHEN WILL, MUSS IHRE BIOLOGIE ERNST NEHMEN.

2 DIE FRAU – DAS SCHWACHE GESCHLECHT? VON WEGEN!

Mädchen haben bei der Entwicklung »die Nase vorn«

Bereits nach der Geburt zeichnet sich ein Entwicklungsvorsprung bei Mädchen ab. Sie krabbeln in der Regel früher und fangen eher an zu sprechen. Dieser Vorteil zeigt sich auch bei der Einschulung: Mädchen lernen im Allgemeinen leichter Schreiben und Lesen als ihre männlichen Schulkameraden. In der Pubertät sind sie den gleichaltrigen Jungen um etwa zwei Jahre voraus.

Auch in den ersten Lebensmonaten zeigen sich Unterschiede: Jungen sind infektanfälliger und haben ein erhöhtes Sterblichkeitsrisiko. Im weiteren Verlauf können ihnen zudem ihre Waghalsigkeit und Risikofreude zum Verhängnis werden. In Kinderambulanzen werden infolge von Unfällen viermal mehr Jungen als Mädchen behandelt.

Die Entwicklung der Mädchen gilt insgesamt als weniger störanfällig. Zwar werden sie mit einem kleineren Gehirn geboren, dieses ist jedoch deutlich stoffwechselaktiver als das der gleichaltrigen Jungen. Mädchen leiden seltener an Sprachauffälligkeiten oder Bettnässen als ihre männlichen Kameraden. Besonders ausgeprägt ist der Unterschied bei der Hyperaktivität bzw. beim Aufmerksamkeitsdefizitsyndrom (ADHS). Hier sind drei- bis neunmal mehr Jungen betroffen. Entsprechend liegt auch die Verordnung von Medikamenten deutlich höher bei Jungen.

Das macht Mädchen stark

- Eltern, die zärtlich und verständnisvoll sind, sich aber auch durchsetzen können
- Unterstützung bei nicht typischen Mädchen-Aktivitäten (zum Beispiel im Sport)
- Lob und Anerkennung
- Stärkung für geplante Vorhaben und Motivationsunterstützung
- Förderung des Selbstwertgefühls

Evolutionsvorteil: Der weibliche Biobonus

Die Genetik meint es gut mit Frauen. Der doppelte X-Chromosomensatz bietet Vorteile. Gerade auf dem X-Chromosom befinden sich zahlreiche wichtige Informationen, die für die Herstellung lebensnotwendiger Eiweiße oder Enzyme benötigt werden. Kommt es auf einem der beiden Geschlechtschromosomen zu einem Fehler, muss dies nicht zwingend zu einem fehlerhaften Ergebnis führen, denn der zweite Strang dient als eine Art Sicherheitskopie und kann den Schaden ausgleichen. Männer haben diese Möglichkeit nicht, da ihnen das zweite X-Chromosom fehlt.

Außerdem liegen auf dem X-Chromosom wichtige Informationen für das Immunsystem. Deshalb ist das weibliche Abwehrsystem wachsamer im Kampf gegen Bakterien und Viren. Das hat Vorteile, führt aber auch dazu, dass Frauen häufiger überreagieren und anfälliger für Autoimmunerkrankungen sind.

WIR SIND NICHT DAS SCHWACHE GESCHLECHT – WIR SIND DAS WIDERSTANDS-FÄHIGERE.

3 ALTERN ALS FOLGE EINER FEHLGESTEUERTEN GENREGULATION – DIE MACHT DER EPIGENETIK

Altern ist kein Schicksal

Altern galt lange als ein naturgegebenes Schicksal, das man hinnehmen musste. Doch moderne Forschung zeigt: Das Altern ist auch das Ergebnis fehlgesteuerter Genregulation. Hier setzt die Epigenetik an, die Wissenschaft, die untersucht, wie äußere Einflüsse unsere Gene ein- oder ausschalten können. Forscher um Steve Horvath konnten zeigen, dass sich das biologische Alter anhand sogenannter epigenetischer Uhren messen lässt und durch Ernährung und Lebensstil wieder verlangsamen kann.

Unsere Gene bestimmen nicht allein, wie wir altern. Vielmehr entscheidet der Lebensstil, ob bestimmte genetische Anlagen überhaupt zum Tragen kommen. Ernährung, Bewegung, Schlaf, Stress und Umwelteinflüsse haben einen erheblichen Einfluss darauf, wie aktiv oder inaktiv einzelne Gene sind. Besonders Nährstoffe wie Folat, Omega-3-Fettsäuren und Polyphenole wirken günstig auf diese epigenetischen Schalter und können entzündungshemmende Gene aktivieren (siehe Ernährungsteil im Anhang). Damit erklärt sich, warum Menschen mit ähnlichem genetischem Profil dennoch sehr unterschiedlich altern können.

Ernährung spielt dabei eine Schlüsselrolle. Eine ausgewogene, pflanzenbetonte Kost liefert Substanzen, die die Genregulation positiv beeinflussen können. Ebenso wirken sich regelmäßige Bewegung, ausreichender Schlaf und Stressreduktion günstig auf die Aktivität bestimmter Gene aus. Negative Faktoren wie Rauchen, übermäßiger Alkoholkonsum, chronischer Stress oder ein Mangel an Mikronährstoffen können dagegen die Genregulation aus dem Gleichgewicht bringen und den Alterungsprozess beschleunigen.

Epigenetik eröffnet damit die Möglichkeit, aktiv auf den eigenen Alterungsprozess einzuwirken. Altern ist kein festgeschriebenes Schicksal, sondern kann durch bewusstes Verhalten positiv beeinflusst werden. Laut WHO gilt die kombinierte Wirkung aus Bewegung, ausreichendem Schlaf und pflanzenbetonter Kost als zentraler Hebel, um epigenetisch bedingte Alterungsprozesse zu bremsen.

→ *siehe Kapitel 18: »Ernährung und Nährstoffe auf einen Blick«*

Die Haut als Spiegel innerer Prozesse

Die Haut ist weit mehr als nur eine äußere Hülle. Sie ist das größte Organ des Menschen und spiegelt innere Prozesse wider. Veränderungen der Haut können Hinweise auf körperliche oder seelische Belastungen geben. Stress beispielsweise geht unter die Haut. Anhaltender Druck oder seelische Anspannung zeigen sich oft in Form von Hautunreinheiten, Juckreiz oder Ekzemen. Studien zeigen, dass Dauerstress die Hautbarriere schwächt und den transepidermalen Wasserverlust erhöht. Auch Schlafdefizit wirkt sich sichtbar aus: Die Haut verliert an Spannkraft, wirkt fahl, und Regenerationsprozesse laufen langsamer ab.

Hormonelle Einflüsse prägen das Hautbild entscheidend. Zyklusschwankungen, Schwangerschaft oder Wechseljahre können Haut und Haare deutlich verändern. Ebenso beeinflusst die Ernährung den Zustand der Haut: Zucker, Transfette oder stark verarbeitete Lebensmittel können Entzündungsprozesse fördern, die sich direkt auf das Hautbild auswirken. Eine antientzündliche, zuckerarme Ernährung verbessert die Hautelastizität und reduziert oxidative Schäden.

Cellulite ist mehr als ein ästhetisches Thema. Sie kann Ausdruck von hormonellen Veränderungen, einer Bindegewebsschwäche oder eines trägen Stoffwechsels sein. Auch hier zeigt sich: Hautprobleme sind oft nur die sichtbare Spitze komplexer innerer Prozesse. Eine gesunde Haut braucht daher nicht nur Pflege von außen, sondern Unterstützung von innen durch ausgewogene Ernährung, ausreichenden Schlaf, Stressbewältigung und die Versorgung mit wichtigen Mikronährstoffen. Besonders Zink, Biotin und Vitamin C unterstützen laut Deutscher Gesellschaft für Dermatologie die Kollagenbildung und Regeneration der Haut.

→ *siehe Kapitel 18: »Ernährung und Nährstoffe auf einen Blick«*

Frauen leben länger – noch

Männer gelten gemeinhin als das starke Geschlecht und Frauen als das schwache. Zugegeben: Frauen haben in der Regel ein niedrigeres Körpergewicht und weniger Muskelmasse. Doch bedeutet das wirklich Schwäche? Die Fakten sprechen dagegen. Frauen leben in vielen Ländern der Erde länger als Männer. In Deutschland liegt die Lebenserwartung von Frauen aktuell bei rund 83,5 Jahren, die der Männer bei etwa 78,9 Jahren.

Dieser Vorsprung wird in erster Linie mit der höheren Sterblichkeit von Jungen im Säuglingsalter erklärt. Auch Fehl- und Totgeburten betreffen häufiger männliche Säuglinge. Hinzu kommt, dass Männer weniger gesundheitsbewusst sind und eher zu riskanten Lebensstilen mit höherem Alkohol- und Zigarettenkonsum neigen. Zwar sterben Männer und Frauen überwiegend an denselben Krankheiten, insbesondere an Herz-Kreislauf- und Krebserkrankungen, doch Frauen im Durchschnitt später.

In den vergangenen Jahren ist der Vorsprung der Frauen bei der Lebenserwartung etwas kleiner geworden. Gründe dafür sind unter anderem ein gestiegener Tabakkonsum bei Frauen und der sogenannte männliche Lebensstil mit Alkohol, Stress und Karriereorientierung, den zunehmend auch Frauen übernehmen. Nach aktuellen Daten steigt die Lebenserwartung bei beiden Geschlechtern wieder leicht an, nachdem sie in den Corona-Jahren kurzzeitig zurückgegangen war. Der Rückgang war vor allem in den Jahren 2020 bis 2022 messbar und wird in aktuellen Sterbetafeln bereits wieder ausgeglichen.

Gesundheit – vorwiegend Frauensache

Frauen gehen wesentlich häufiger zum Arzt als Männer. Sie nehmen die Signale ihres Körpers besser wahr und achten eher auf ihren Gesundheitszustand. Auch Vorsorgeuntersuchungen werden deutlich häufiger von Frauen genutzt. So liegt die Teilnahmequote am Mammographie-Screening tatsächlich bei etwa 55 Prozent, während Männer die Prostatakrebsvorsorge deutlich seltener wahrnehmen.

Trotzdem hat sich die Inanspruchnahme bestimmter Vorsorgeleistungen in den letzten Jahren teilweise verändert. Dennoch gelten Frauen nach wie vor als das gesundheitsbewusstere Geschlecht. Sie übernehmen in Familien oft die Rolle der Gesundheitsmanagerin, kümmern sich um die Ernährung, organisieren Arztbesuche für Kinder und Partner und halten das familiäre Gesundheitswesen am Laufen. Ihre Rolle als »Gesundheitsmanagerinnen« zeigt sich auch darin, dass Frauen laut RKI deutlich häufiger Kurse zu Ernährung, Bewegung und Stressbewältigung besuchen.

Obwohl Frauen heute mehr rauchen und ebenfalls starkem Stress ausgesetzt sind, sind sie diejenigen, die häufiger an einer gesunden Lebensführung interessiert sind. Bei Kursen zur Gesundheitsförderung, etwa Gewichtsreduktionsprogrammen, Yoga oder Meditation, stellen Frauen den deutlich größeren Anteil der Teilnehmenden.

»ALTERN IST KEIN ZUFALL, SONDERN EIN DIALOG ZWISCHEN UNSEREN GENEN UND - VOR ALLEM - UNSEREM LEBENSSTIL.

4 FRAUEN UND ARZNEIMITTEL – EIN DUNKLES KAPITEL

Nachteile bei der medizinischen Versorgung

Man mag es vielleicht nicht glauben, aber Frauen haben in puncto medizinische Versorgung gelegentlich die »schlechteren Karten«. Das trifft beispielsweise bei den Herz-, Kreislauferkrankungen zu, die ja (noch immer) hierzulande die Todesursache »Nummer 1« darstellen.

Bei einem Herzinfarkt beispielsweise, werden Frauen häufig später (im Durchschnitt um 40 Minuten später) in ein Krankenhaus eingeliefert und sterben an den Folgen des Herzinfarktes auch öfter als die betroffenen männlichen Zeitgenossen.

Auch in der frühen Phase nach einem Schlaganfall ist die Todesrate bei den Frauen höher – nämlich doppelt so hoch – als bei den Männern, was allerdings u. a. auch daran liegt, dass Frauen im Durchschnitt in einem höheren Lebensalter von dieser Erkrankung betroffen sind. Ebenso müssen die Risikofaktoren, die zum Beispiel für die Herz-, Kreislauferkrankungen bekannt sind, bei Frauen anders betrachtet werden.

Dazu kommt, dass für Frauen eine effiziente Therapie noch immer nicht unbedingt gewährleistet ist. So werden sie zum Beispiel bei Herzerkrankungen seltener zu (weiterführenden) Untersuchungen geschickt und erhalten auch deutlich seltener als die Männer die erforderlichen herzwirksamen Medikamente. Der Arzneimittelreport einer großen deutschen Krankenkasse zeigt, dass Frauen – obwohl sie deutlich mehr Medikamente verordnet bekommen – nicht selten die preisgünstigeren Präparate erhalten. Ein Vergleich bei den 30- bis 35-jährigen Frauen ergab, dass die verordneten Mittel um fast 40 Prozent billiger waren als jene, die auf dem Rezept der gleichaltrigen Männer zu finden waren. Auch beim Warten auf Spenderorgane zeigte sich in den vergangenen Jahren ein Nachteil für Frauen. Männer kamen hier eher zum Zug.

Arzneimittelforschung – Frauen waren lange Zeit unterrepräsentiert

Wenn es um das Thema Medikamentenanwendung geht, dann sind Frauen weit vorne: Sie nehmen nahezu doppelt so häufig Arzneimittel ein wie die Männer. Allerdings wird auf den wenigsten Beipackzetteln zwischen Frauen und Männern unterschieden, was – wie im nächsten Kapitel deutlich wird – sehr wichtig wäre.

Bevor ein neues Medikament in den Verkehr gebracht werden darf, muss es in einer Reihe von klinischen Studien in der Anwendung und auf seine Verträglichkeit bzw. Sicherheit geprüft werden. Frauen haben in der pharmakologischen Forschung – seit der Contergan-Affäre in den sechziger Jahren des vergangenen Jahrhunderts – kaum mehr eine Rolle gespielt. Da den pharmazeutischen Unternehmen das Haftungsrisiko – speziell für den Fall einer auftretenden Schwangerschaft – zu groß erschien, wurden Frauen für mehr als 30 Jahre aus solchen Untersuchungen ausgeschlossen. Schließlich diente diese Maßnahme auch dem Schutz der Mutter und des ungeborenen Kindes.

Als allerdings Anfang der 1990er-Jahre bei HIV-positiven Frauen das Problem auftrat, dass man die verfügbaren effizienten Medikamente nur dann anwenden konnte, wenn die Patientinnen auch an den entsprechenden Studien teilgenommen hatten, erhöhte sich der Druck, Frauen wieder für Arzneimittelstudien zuzulassen. Erst seit dieser Zeit werden Frauen wieder vermehrt in diese Untersuchungen miteinbezogen. Seit 2004 ist die Prüfung eventuell vorliegender Unterschiede hinsichtlich Dosierung und Verträglichkeit von Wirkstoffen für Frauen und Männer gesetzlich vorgeschrieben. Dennoch sind geschlechtsspezifische Empfehlungen auf den Packungsbeilagen noch immer selten. Und auch heute noch sind Frauen mit einem Anteil von nur 10 bis 40 Prozent bei klinischen Studien der Phase 1 (Ersterprobung eines Wirkstoffs) unterrepräsentiert.

Medikamente: Andere Verträglichkeit

Es gibt eine Reihe von Faktoren, die Einfluss auf die Verträglichkeit von Arzneimitteln haben. Frauen bringen im Durchschnitt nicht nur weniger Gewicht auf die Waage, sondern haben auch eine andere Körperzusammensetzung als Männer (Tabelle 1). So unterscheiden sich die beiden Geschlechter u. a. in ihrer Wasser-Muskel-Fettverteilung. Während die Männer über einen höheren Anteil an Wasser und Muskeln verfügen, haben Frauen einen höheren Körperfettanteil. Das hat im Bereich der Arzneimittelwirkung und -verträglichkeit erhebliche Konsequenzen. Mit ihrem geringeren Körpergewicht verfügen Frauen über ein geringeres Verteilungsvolumen, und so macht es einen großen Unterschied, ob ein 80 Kilogramm schwerer Mann die für den Tag empfohlene Dosis eines Medikamentes schluckt oder eine 60 Kilogramm schwere Frau. Auf dem Beipackzettel werden Sie dazu allerdings kaum einen Hinweis finden.

Der höhere Körperfettanteil ist auch die Ursache dafür, dass bestimmte fettlösliche Wirkstoffe (z. B. Beruhigungs- oder Narkosemittel) besser gespeichert werden und länger im weiblichen Körper verweilen. Somit steigt die Gefahr für eine gefährliche Anhäufung des Medikamentes, und das Risiko für Nebenwirkungen oder Abhängigkeit nimmt zu. Des Weiteren müsste berücksichtigt werden, dass die Magen-Darm-passage bei Frauen langsamer durchlaufen wird als bei Männern und die Arzneimittelwirkstoffe somit länger im Verdauungstrakt verbleiben können. Hinzu kommen noch zyklusabhängige Schwankungen der Magentätigkeit. Auch die Verstoffwechslung der Medikamente über die Leber funktioniert bei Frauen anders, da sie einerseits mit anderen Entgiftungsenzymen ausgestattet sind und (außerdem) durch den Abbau von Sexualhormonen deutlich stärker ausgelastet ist. Ebenso ist die Filtrierleistung der Niere beim weiblichen Geschlecht im Durchschnitt geringer. Allerdings nimmt diese bei beiden Geschlechtern mit zunehmendem Alter insgesamt ab. Das führt dazu, dass Arzneimittelwirkstoffe bei älteren Menschen in der Regel langsamer ausgeschieden werden.

Tabelle 1: Typisch Frau – typisch Mann

	Frau	**Mann**
Durchschnittliches Körpergewicht	60 kg	85 kg
Fettanteil		
Jung*	26 Prozent	20 Prozent
Alt**	34 Prozent	25 Prozent
Wasseranteil		
Jung*	53 Prozent	64 Prozent
Alt**	46 Prozent	53 Prozent
Muskelanteil	35 Prozent	45 Prozent
Im Alter bei beiden Geschlechtern abnehmend		

* etwa bis zum 40. Lebensjahr, ** etwa ab dem 60. Lebensjahr

Dosierungsempfehlungen – für Frauen oft nicht passend

Somit ist es kein Wunder, wenn dieselben Dosierungen von Wirkstoffen bei Frauen anders wirken als bei Männern. Was bei Männern in der angegebenen Dosierung gut hilft, kann bei Frauen eine abgeschwächte Wirkung haben und umgekehrt. Hier kommt noch ein weiterer wichtiger Aspekt hinzu, der die weibliche Leber betrifft, denn für die Verstoffwechslung von Arzneimittelwirkstoffen ist vor allem die enzymatische Ausstattung dieses Organs von Bedeutung. So ist ein wichtiges Leberenzym, über das mehr als die Hälfte aller Tabletteninhaltsstoffe umgesetzt wird, bei Frauen in besonders hohen Konzentrationen vorhanden. Damit werden die Wirkstoffe rascher umgesetzt und können eine schwächere Wirkung haben. In diesen Fällen müssten für Frauen höhere Dosierungen empfohlen werden, was bislang kaum geschieht. Das betrifft beispielsweise bestimmte Antibiotika oder auch diverse cholesterinsenkende Mittel (Tabelle 2, Seite 36). Auch bei einigen blutdrucksenkenden Mitteln (zum Beispiel Kalziumantagonisten wie Nifedipin oder Verapamil) sind die Dosierungen für Frauen zu niedrig angesetzt. Grundlegend kann die Einnahme von Hormonen (zum Beispiel Antibabypille oder Hormonersatztherapie) mit den Wirkstoffen in Tabletten und Dragees in Wechselwirkung treten und den therapeutischen Effekt eines Medikamentes verstärken oder abschwächen. Daher sollte der behandelnde Arzt unbedingt über die Anwendung solcher Hormonpräparate informiert werden. Er kann dann – gegebenenfalls in Zusammenarbeit mit der Apotheke – die Dosierung anpassen.

Mehr Nebenwirkungen bei Frauen

Wieder andere Medikamente rufen bei Frauen in der angegebenen »männlichen« Dosierung eine wesentlich stärkere Wirkung hervor (Tabelle 3, Seite 37). Das ist beispielsweise bei bestimmten Schmerzmitteln (Morphin) der Fall. Frauen benötigen hier weniger Wirkstoff. Sie kommen in etwa mit der halben »männlichen« Dosis aus, um denselben schmerzstillenden Effekt wie beim Mann zu erzielen. Und so kommen Nebenwirkungen durch die Anwendung von Morphin wie zum Beispiel Atemlähmung bei Frauen verstärkt vor. Allerdings wird der Wirkeffekt des Morphins durch die gleichzeitige Einnahme der Antibabypille wiederum gemindert.

Tabelle 2: Schwache Wirkung – diese Medikamente sollten für Frauen höher (als bei Männern) dosiert werden

Zum Beispiel	
Blutdrucksenker	bestimmte Kalziumantagonisten (zum Beispiel Nifedipin, Verapamil)
Cholesterinsenker	bestimmte Statine (zum Beispiel Pravastatin)
Antibiotika	Erythromycin, Ciclosporin
Schmerzmittel	Ibuprofen
Beruhigungsmittel	Imipramin, Fluvoxamin, Midazolam
Allergiemittel	Terfenadin
AIDS-Medikamente	Indinavir, Saquinavir

So ist bei vielen Arzneimitteln die auf den Beipackzetteln (in der Regel für Männer angegebene) Dosierung für Frauen zu hoch. Das hat zur Folge, dass Nebenwirkungen in einem deutlich höheren Ausmaß auftreten können als bei den männlichen Anwendern. Reizhusten, Hautausschläge, Störungen des Geschmacksempfindens oder Kopfschmerzen kommen beispielsweise unter dem Einsatz von blutdrucksenkenden Mitteln vom Typ ACE-Hemmer bei Frauen viel häufiger vor. Kein Wunder, wenn Frauen diese Mittel dreimal so häufig absetzen wie die männlichen Anwender.

Tabelle 3: Starke Wirkung – diese Medikamente sollten für Frauen niedriger (als bei Männern) dosiert werden

Zum Beispiel	
Blutdrucksenker	bestimmte Beta-Blocker (zum Beispiel Metoprolol, Propranolol)
Blutverdünner, Mittel gegen Blutgerinnsel	Acetylsalisylsäure (»Aspirin«), Heparin
Schmerzmittel	Paracetamol, Acetylsalisylsäure (»Aspirin«), Morphin
Beruhigungsmittel	• bestimmte Benzodiazepine (zum Beispiel Diazepam, Oxazepam) • bestimmte Serotonin-Wiederaufnahme-Hemmer (zum Beispiel Sertralin, Venlafaxin)
Krebsmedikamente	Doxorubicin, Fluorouracil
Asthmamittel	Theophyllin

Auch andere Blutdrucksenker (bestimmte Beta-Blocker wie zum Beispiel der Wirkstoff Metoprolol) werden von Frauen anders verstoffwechselt und führen bei gleicher Dosierung zu wesentlich höheren (um 40 Prozent höheren) Wirkstoffspiegeln im Blut, wodurch das Nebenwirkungsrisiko steigt (zum Beispiel Herzrhythmusstörungen, Depressionen, Kopfschmerzen, Übelkeit).

Die Acetylsalicylsäure wird bei Frauen langsamer im Körper abgebaut, somit bleiben die Wirkstoffspiegel länger erhalten als bei Männern. Aber auch hier sorgt die Antibabypille für einen schnelleren Abbau des Blutverdünners. Ebenso werden bei Frauen bestimmte Beruhigungsmittel oder Schlafmittel im Körper langsamer verstoffwechselt, was dazu führen kann, dass Frauen, die die auf dem Beipackzettel angegebene Dosierung einhalten, am nächsten Tag noch müde, weniger leistungsstark oder gar sturzgefährdet sind. Medikamente, die bei Depressionen häufig eingesetzt werden (sogenannte Serotonin-Wiederaufnahme-Hemmer), wirken vor allem bei jungen Frauen nahezu doppelt so gut wie die vergleichbare Dosis bei Männern.

Mein Tipp

Ändern Sie nie eigenmächtig die Dosierung von Medikamenten, sondern fragen Sie immer Ihren Arzt (oder den Apotheker) um Rat. Teilen Sie auch mit, wenn Sie die Antibabypille oder Hormone zur Behandlung von Wechseljahresbeschwerden einnehmen.

Frauenrisiko: Herzrhythmusstörungen durch Arzneimittel

Inzwischen gibt es viele Beispiele, die zeigen, dass Frauen Arzneimittel nicht nur anders vertragen, sondern auch eine andere Wirkung (und andere Nebenwirkungen) zeigen als Männer. Grundlegend sind Frauen hinsichtlich der durch Medikamente hervorgerufenen Herzrhythmusstörungen deutlich stärker gefährdet als Männer. Diese Hinweise liegen vor allem für einige herzwirksame bzw. gefäßschützende Arzneimittel, aber auch für diverse andere Medikamente vor. In einigen Fällen nimmt unter der Anwendung einer solchen Pille sogar das Risiko für gefährliche Herzrhythmusstörungen oder gar Aussetzer der Herzleistung zu. Dies ist beispielsweise bei Medikamenten, die bei Depressionen und psychischen Beschwerden (zum Beispiel Amitryptilin, Imipramin, Sertralin, Lithium) eingesetzt werden, oder auch bei bestimmten Antibiotika (zum Beispiel Erythromycin, Clindamycin) der Fall. Aber auch bei Wirkstoffen, die gegen Herzrhythmusstörungen selbst (zum Beispiel

Chinidin, Procainamid, Sotalol) gegeben werden, ist die Gefahr für solche teilweise lebensgefährlichen Herzprobleme bei Frauen vorhanden und auch bekannt.

Narkose – Verträglichkeit für Frauen häufig schlechter

Nach einer Operation erwachen Frauen in der Regel schneller als Männer, sind aber häufiger angeschlagen, da sie die Narkosemittel schlechter vertragen. Sie leiden dreimal so häufig an Übelkeit und sogar viermal häufiger an Erbrechen. Das hängt allerdings auch vom Zeitpunkt des Eingriffs ab: In der ersten Zyklushälfte sind die unangenehmen Begleiterscheinungen einer Operation deutlich stärker ausgeprägt als in der zweiten Hälfte des Menstruationszyklus. Verantwortlich dafür ist vermutlich das »Beruhigungshormon« Progesteron, das nach dem Eisprung vermehrt gebildet wird und eine gedämpfte Reaktion auf Schmerzreize hat.

Frauen reagieren anders auf Wirkstoffe

Bei vielen Arzneimitteln ist die auf den Beipackzetteln (in der Regel für Männer angegebene) Dosierung für Frauen zu hoch. Das hat zur Folge, dass Nebenwirkungen in einem deutlich höheren Ausmaß auftreten können als dies bei den männlichen Anwendern zu beobachten ist. Reizhusten, Hautausschläge, Störungen des Geschmacksempfindens oder Kopfschmerzen kommen beispielsweise unter dem Einsatz von blutdrucksenkenden Mitteln vom Typ »ACE-Hemmer« bei Frauen viel häufiger vor. Kein Wunder, wenn Frauen diese Mittel dreimal so häufig absetzen als die männlichen Anwender.

Auch andere Blutdrucksenker (bestimmte Beta-Blocker wie zum Beispiel der Wirkstoff Metoprolol) werden von Frauen anders verstoffwechselt und führen, bei gleicher Dosierung, zu wesentlich höheren (um 40 Prozent höhere) Wirkstoffspiegeln im Blut, wodurch das

Nebenwirkungspotenzial (zum Beispiel Herzrhythmusstörungen, Depressionen, Kopfschmerzen, Übelkeit) steigt.

Die Acetylsalicylsäure wird bei Frauen langsamer im Körper abgebaut, somit bleiben die Wirkstoffspiegel länger erhalten als bei Männern. Aber auch hier sorgt die Antibabypille für einen schnelleren Abbau des Blutverdünners. Ebenso werden bei den weiblichen Zeitgenossen bestimmte Beruhigungsmittel oder Schlafmittel im Körper langsamer verstoffwechselt, was dazu führen kann, dass Frauen, die auf dem Beipackzettel angegebene Dosierung beherzigen, am nächsten Tag noch müde und weniger leistungsstark oder gar sturzgefährdet sind. Medikamente, die bei Depressionen häufig eingesetzt werden (sogenannte Serotonin-Wiederaufnahme-Hemmer), wirken, vor allem bei jungen Frauen, nahezu doppelt so gut als die vergleichbare Dosis bei Männern.

Auch bestimmte Krebsmittel (zum Beispiel Mittel, die bei Darmkrebs angewendet werden) werden vom weiblichen Körper langsamer abgebaut und gehen daher häufiger (als beim Mann) mit unangenehmen Begleiterscheinungen wie zum Beispiel Durchfall oder Schleimhautentzündungen einher.

DASSELBE MEDIKAMENT WIRKT NICHT GLEICH – DER WEIBLICHE KÖRPER FOLGT EIGENEN GESETZEN.

5 FRAUEN SIND EINFACH ANDERS – IN VIELEN BEREICHEN

Frauen denken anders

Frauen »ticken« grundlegend anders als Männer. Sie sind in der Regel emotionaler (als Männer), empathisch, haben ein gutes Sprachgefühl und manchmal einen schlechteren Orientierungssinn. Hängen diese Eigenschaften mit unterschiedlichen, geschlechtsspezifischen Gehirnen zusammen? Das gab ja in der Vergangenheit bereits vielfach Anlass zu Spekulationen. Was aber kann als gesichert gelten? Frauen haben zwar - absolut betrachtet - eine geringere Hirnmasse, dafür ist diese aber besser durchblutet. Und in Bezug auf das Gesamtkörpergewicht relativiert sich das etwas geringere Gewicht des Gehirns auch wieder. Ein deutlicher Unterschied ergibt sich auch im »Innenleben« des Gehirns. Dort sitzt bei den Männern ein Schaltzentrum, welches für Aggressivität, Angriffslust, Sexualtrieb zuständig ist. Bei Frauen fehlt dieser Nervenzellhaufen. Das haben Hirnforscher herausgefunden. Die Weichen hierfür werden bereits im Mutterleib - unter dem Einfluss der Hormone - gestellt. Sicherlich ist dieser Unterschied für das andere Denken der Frau und das allgemein sanftere Gemüt mitverantwortlich.

In einer Studie, die mit mehr als 5000 Teilnehmern durchgeführt wurde, konnte gezeigt werden, dass bei Frauen eine Vielzahl von Hirnregionen kleiner ausfallen. So zum Beispiel im Bereich des Hippocampus, der u. a. für die räumliche Vorstellung zuständig ist oder der Amygdala (u. a. für körperliche Erregung mitverantwortlich). Auch die »Verdrahtung« zwischen den beiden Gehirnhälften ist bei Frauen anders. Sie weisen, so hat eine Untersuchung mit knapp 1000 weiblichen und männlichen Kindern, Jugendlichen bzw. jungen Erwachsenen ergeben, die mit einem bildgebenden Verfahren (Diffusions-Tensor-Bildgebung) durchgeführt wurde, mehr Nervenbahnen zwischen den beiden Hirnhälften auf und weniger innerhalb einer Hirnhälfte (als die Männer). Forscher schließen daraus, dass Frauen besser intuitive Informationen miteinander verbinden können und ein besseres Sprachgefühl haben. Es ist jedoch sehr schwierig geschlechtsspezifische Unterschiede deutlich nachzuweisen da das Gehirn über eine enorme Plastizität verfügt und Lernerfahrungen hier von sehr großem Einfluss sind. Die Forscher sind hier mit »ihrem Latein« noch lange nicht am Ende angekommen und wir dürfen auf weitere Ergebnisse gespannt sein.

Frauen haben eine andere Stressverarbeitung

Frauen zeigen häufig viel Empathie: Sie sind mitfühlend und können sich gut in andere hineinversetzen. Auch das Stresshormon Cortisol spielt für die typischen weiblichen Verhaltensweisen eine Rolle. Ein hoher Spiegel an diesem Stresshormon schärft die Sinne für Bedrohung, fördert aber auch die Ängstlichkeit. Das männliche Sexualhormon Testosteron stört diesen hormonellen Regelkreis. Frauen zeigen durch die ungestörte Cortisolwirkung im Allgemeinen mehr Vorsicht, aber auch mehr Ängstlichkeit.

Frauen sind schmerzempfindlicher

Wer hätte das gedacht: Frauen sind tatsächlich schmerzempfindlicher als die Männer und sie verarbeiten den Schmerz auch anders. Schmerzhafte Zustände wie zum Beispiel Spannungskopfschmerz, Migräne, Fibromyalgie oder Reizdarmsyndrom kommen bei den Frauen besonders häufig vor. Auch Rücken-, Nacken- oder Schulterschmerzen sind beim weiblichen Geschlecht öfter anzutreffen. Frauen suchen allerdings mit ihrem Schmerzproblem eher den Arzt auf und reden über ihre Schmerzen leichter als Männer, was dem Behandler auch die Möglichkeit gibt, die Ursachen zu finden oder eine Hilfestellung anzubieten.

Übrigens,

Vor und nach der Geburt sorgt das veränderte hormonelle Zusammenspiel dafür, dass Frauen weniger schmerzempfindlich sind und somit die Wehen und Geburtsschmerzen besser ertragen können.

Wenn Frauen Schmerzen ausgesetzt sind beginnt ihr Herz schneller zu schlagen, bei Männern steigt dagegen der Blutdruck. Die Zentrale, über die das Schmerzempfinden gesteuert wird, ist das Gehirn. Und dort werden offensichtlich bei der Frau andere Areale aktiviert als beim Mann. So verarbeiten Frauen den Schmerz durch Aktivierung des limbischen Systems, welches für Gefühle zuständig ist, während bei Männern eher der kognitive Bereich, der den Verstand fordert, aktiviert wird. Dazu kommt, dass das typisch männliche Sexualhormon - das Testosteron - das Schmerzempfinden dämpft. Anscheinend war diese Anpassung in der Evolution in schmerzgefährdeten Stresssituationen (zum Beispiel im Kampf mit wilden Tieren) hilfreich, während die Frau schon immer eher emotional »gepolt« war.

Aber auch bei Frauen ist der Hormonhaushalt von großem Einfluss auf die Schmerztoleranz. Die weiblichen Sexualhormone (Östrogene) können die Schmerzweiterleitung an das Gehirn verstärken, während andere weibliche Hormone (Progesteron) den Schmerz abschwächen, daher ist »Frau« in der zweiten Hälfte des Menstruationszyklus, wie oben bereits erwähnt, in der Regel weniger schmerzempfindlich.

Frauen haben ein anderes Kälteempfinden

Etwas, das uns Frauen von den Männern deutlich unterscheidet ist auch das Kälteempfinden. Während die Männer nicht selten bei kühlen Temperaturen mit dem T-Shirt dasitzen, ziehen wir uns gerne warm an. Warum ist das so? Das hat zum Einen mit der Dicke der Haut zu tun. Diese ist nämlich bei uns Frauen dünner. Dadurch schlagen die Kälterezeptoren, die in der Haut sitzen schneller Alarm. Und wie bereits erwähnt, haben Frauen ja im Allgemeinen ein geringeres Körpergewicht und eine geringere Muskelmasse (als Männer). Daher können sie auch mehr Wärme produzieren. Da der Körper stets bestrebt ist bei Wärmeverlusten die Körpertemperatur für die inneren Organe aufrecht zu erhalten zieht er die Wärme von den Extremitäten ab. Die Blutgefäße ziehen sich zusammen und die Durchblutung wird vermindert, was die kalten Hände und Füße begünstigt. Auch allgemeine Durchblutungsstörungen, wie sie bei Frauen öfter vorkommen, können beteiligt sein. Auch das vegetative Nervensystem, welches von Einfluss auf die Körperfunktionen ist, kann beteiligt sein. Bei Stress, Belastungen oder in aufgeregten Situationen kann es über eine Vernetzung von Nerven und Durchblutung zu »Eisfingern« kommen.

Mein Tipp

Kaufen Sie sich im Sanitätshaus oder Sportgeschäft einen Igelball. Rollen Sie ihn täglich für ein paar Minuten mit den Fußsohlen hin und her - am besten im Stehen, bei aufrechter Haltung und in zügiger Bewegung. Wiederholen Sie die Übung auf beiden Seiten. Das regt die Durchblutung an und unterstützt gleichzeitig das Fasziengewebe.

FRAUENSPEZIFISCHE BIOLOGISCHE ABLÄUFE SOLLTEN VON DER MEDIZIN NICHT LÄNGER ÜBERSEHEN WERDEN.

6 STOFFWECHSEL UND ENTGIFTUNG – HIER »SCHWÄCHELN« DIE FRAUEN

Leber und Niere arbeiten bei Frauen weniger gut

Wir wissen: Eine gute Entgiftung trägt zum Gesundbleiben bei. Zu den wichtigsten Organen, die – im Zusammenspiel mit den verschiedensten Geweben – für die Ausscheidung von Giften sorgen, zählen die Leber, die Nieren und die Lunge. In puncto Entgiftung sind wir Frauen leider nicht allzu gut aufgestellt, denn diese Organe arbeiten bei uns in der Regel nicht ganz so gut wie bei den Männern. Das bedeutet, dass wir mit belastenden Noxen, wie zum Beispiel dem Alkohol oder auch dem Rauchen, vorsichtig sein sollten. Auch Medikamente können unsere Entgiftungsorgane belasten und überfordern. So leiden beispielsweise Frauen eher an bestimmten (autoimmun bedingten) Lebererkrankungen. Sie sind zudem häufiger von chronischen Nierenerkrankungen betroffen (als Männer), die allerdings auch durch Autoimmunerkrankungen und einen bestehenden Bluthochdruck begünstigt werden. Selbst das Lungenvolumen von Frauen ist im Allgemeinen kleiner als jenes der Männer und so können sich Gifte (zum Beispiel Nikotin) aufkonzentrieren und dadurch mehr Schaden anrichten.

Raucherinnen auf dem Vormarsch

Leider hat sich das Verhalten von Frauen in Bezug auf das Rauchen in den vergangenen Jahrzehnten geändert. Frauen rauchen immer öfter – das zeigen die aktuellen Daten zum »Glimmstängel«-Konsum. Der weltweite Anstieg rauchender Frauen ist immer noch ungebrochen, trotz aller Aufklärungskampagnen und Warnhinweise. Bei den Erwachsenen liegen zwar die rauchenden Männer mit 37 Prozent noch immer vor den Frauen (28 Prozent), aber das Verhältnis dreht sich um: Jugendliche und junge erwachsene Männer und Frauen haben sich in ihren Raucherquoten inzwischen in etwa angeglichen. Bei den 18- bis 39-jährigen Frauen kann nahezu jede Zweite nicht mehr die Finger von den Zigaretten lassen. Frauen werden rascher abhängig vom Nikotin und tun sich auch schwerer mit dem Aufhören als die männlichen »Qualmer«. Die gesundheitlichen Folgen mit einer Zunahme von Herz-, Kreislauf- und Lungenkrebs -Erkrankungen werden sich künftig zeigen, denn Rauchern gehen im Allgemeinen statistisch gesehen acht Lebensjahre verloren. Etwa 75 Prozent der »Glimmstängel«-Konsumenten sterben an den Folgen dieser Sucht. Das scheint die Frauen nicht abzuschrecken.

Auch die Tatsache, dass durch das Rauchen täglich (!) etwa 300 bis 400 Personen ihr Leben lassen, stimmt viele wohl nicht nachdenklich, dabei muss man sich diese Zahl einmal an folgendem Bild verdeutlichen: Jene nikotinbedingten täglichen Sterberaten entsprechen in etwa der Anzahl an Passagieren in einem vollbesetzten Jumbojet. Wie betroffen wäre die Bevölkerung, wenn diese Toten durch den täglichen (!) Absturz eines solchen Flugzeugs zu beklagen wären?

Warum Frauen rauchen

Was treibt Frauen zum Rauchen? Gründe für den Griff zur Zigarette, vor allem in der Jugend, sind zunächst einmal das »Cool-Sein« und das »Dazugehören«. Vor allem jüngere Frauen lenken mit dem Rauchen in Gesellschaft auch gerne von ihrer Unsicherheit ab. Sind sie erst einmal

»Raucherin«, dann wird die Schachtel vor allem bei Nervosität oder in Frust- und Stresssituationen ausgepackt. Häufig ist das Rauchen an andere Rituale geknüpft, wie zum Beispiel Kaffee trinken oder ein Glas Wein genießen. Das macht es zusätzlich schwierig, aus der Sucht auszusteigen, denn in diesem Fall muss auch noch eine Entkopplung von liebgewonnenen Gewohnheiten stattfinden.

Mein Tipp

Sie sollten sich durch die Angst vor einer Gewichtszunahme nicht davon abhalten lassen, mit dem Rauchen aufzuhören. Sport und eine Ernährungsumstellung mit reichlich Gemüse, Obst und Ballaststoffen hilft in dieser Zeit. Ebenso sollten Sie die an die Zigarette gekoppelten Rituale durchbrechen, indem Sie beispielsweise – vorübergehend – auf andere Gepflogenheiten (zum Beispiel Tee statt Kaffee trinken oder Verzicht auf Alkohol) übergehen und für Ablenkung durch Aktivitäten sorgen.

Häufig wollen sich Frauen auch mit einer Zigarette für etwas (beispielsweise private oder berufliche Tätigkeiten) belohnen. Und schließlich ist da noch das Argument der vermeindlichen »Hungerbremse«, die vor allem Frauen vom Aufhören abhält. Und das ist für die weiblichen Wesen auch der am häufigsten genannte Grund dafür, weiter zu rauchen. Tatsächlich hemmt das Nikotin den Appetit, heizt den Energieumsatz und die Fettverbrennung an – aber diese Form der »Fettschmelze« ist vom gesundheitlichen Standpunkt her teuer erkauft. Wer mit dem Rauchen aufhören möchte, sollte vermehrt Sport treiben – das wirkt der drohenden Gewichtszunahme am besten entgegen.

Mehr Bildung – weniger Raucherinnen

Interessant ist die zahlenmäßige Verteilung der Raucherinnen in der Bevölkerung jenseits des Altersaspektes. So hat eine Untersuchung des Deutschen Krebsforschungszentrums in Heidelberg ergeben, dass meist

Frauen (und Männer) in den sozialen Schichten mit niedrigem Bildungsniveau und einem geringen Einkommen zum »Glimmstängel« greifen. In der Altersklasse von 20 bis 39 Jahren rauchen mehr als doppelt so viele Frauen mit einem Hauptschulabschluss im Vergleich zu jenen mit höherer Schulbildung, was natürlich nicht heißen soll, dass unter den Akademikerinnen gar keine oder kaum Raucherinnen zu finden sind. Auch in dieser Bevölkerungsgruppe trifft man, vor allem bei gesellschaftlichen Anlässen, auf rauchende Frauen, aber sie sind eben weniger als in der Frauenschicht mit niedrigerem Bildungsniveau. Die höchsten Raucherquoten haben – in absteigender Reihenfolge – Gastwirtinnen, Altenpflegerinnen, Kassenpersonal, Raumpflegerinnen und Krankenpflegehelferinnen. Neben der beruflichen Situation scheint auch das soziale Umfeld eine Rolle zu spielen: Geschiedene und alleinerziehende Frauen zünden sich besonders häufig eine Zigarette an. Unter den geschiedenen Frauen mit Hauptschulabschluss rauchen sogar drei von vier Frauen.

Bedenklich ist vor allem die Tatsache, dass ledige und auch geschiedene Frauen während der Schwangerschaft häufiger rauchen. Sie qualmen dreimal so viel wie verheiratete schwangere Frauen und gefährden damit deutlich öfter das Leben des heranwachsenden, wehrlosen Kindes. Übrigens: Die Töchter von Frauen, die während der Schwangerschaft geraucht haben, rauchen später selbst viermal so häufig im Vergleich zu den Mädchen von Nichtraucherinnen.

Kleines Lungenvolumen bei Frauen – hohes Krankheitsrisiko

Raucherinnen leben gefährlicher als ihre männlichen rauchenden Zeitgenossen. Mit der Zigarette gelangen Nikotin, Teer, Schwermetalle, Kohlenmonoxid und eine Vielzahl weiterer giftiger Tabakinhaltsstoffe in die Lunge. Insgesamt hat man im »blauen Dunst« über 7000 Stoffe identifiziert, von denen etwa 40 als krebserregend gelten. Die Lunge der Frau ist kleiner als die des Mannes und ist wohl gegenüber den Giften auch anfälliger. Besonders problematisch ist der Glimmstängel bei heranwachsenden Raucherinnen: Das Qualmen sorgt für eine verzögerte Entwicklung der Lungen - bei jungen Frauen deutlich stärker als bei jungen Männern. Und Frauen haben, bei gleichem Zigarettenkonsum, ein um 20 bis 70 Prozent höheres Risiko für die Entwicklung eines Lungenkrebses als die männlichen Tabakkonsumenten. So ist es nicht verwunderlich, dass die Anzahl der Lungenkrebsrate bei Frauen in den vergangenen Jahrzehnten dramatisch angestiegen ist - ein Ende dieser Entwicklung ist derzeit nicht absehbar. Dazu kommt, dass der weibliche Lungenkrebs häufig schwerer im Röntgenbild zu erkennen ist und nicht selten auch aggressiver wächst als beim Mann. Übrigens ist auch der Passivrauch für Frauen schädlicher als für die Männer! Aber nicht nur die Lunge ist durch den »blauen Dunst« gefährdet, sondern auch andere Organe wie zum Beispiel die Mundhöhle, die Speiseröhre oder die Harnwege.

Jetzt wird es eng - gefährliche Atemwegserkrankung durch Rauchen

Atemwegserkrankung durch Rauchen: Der Tabakkonsum ist auch ein bedeutender Risikofaktor für eine dauerhafte Verengung oder Entzündung der Atemwege, die in eine gefährliche, chronische Erkrankung der Lunge (COPD = Chronic Obstructive Pulmonary Disease) münden kann. Schädlich sind selbstverständlich auch die E-Zigaretten und die vor allem bei jungen Menschen beliebten Shisha-Pfeifen. Die COPD, die sich in fortgeschrittenem Stadium mit Atemnot, Husten und Auswurf zeigen kann, ist laut Weltgesundheitsorganisation die vierthäufigste Todesursache. Auch hier sind die Frauen auf dem Vormarsch, was in erster Linie mit der Zunahme des Rauchens bei Frauen erklärt werden kann. 90 Prozent aller COPD-Betroffenen sind Raucher/innen oder Exraucher/innen.

Das Lungenvolumen verringert sich mit zunehmendem Alter - bei Nichtraucherinnen (und Nichtrauchern) um etwa 20 bis 30 ml pro Jahr. Bei Raucherinnen (und Rauchern) verschlechtert sich die »Puste« allerdings deutlich mehr: Das Lungenvolumen nimmt jährlich etwa 100 bis 150 ml ab. Im Zuge einer COPD verschlechtert sich die Lungenfunktion generell noch - bei Frauen in einem dramatischeren Maß als bei Männern.

Tabelle 4: Gründe, warum besonders Frauen das Rauchen aufgeben sollten

Die Auswirkung des Rauchens von Frauen auf folgende Organe	
Lunge	• Ausgeprägtere Verschlechterung der Lungenfunktion • Höhere Anfälligkeit der Lunge für Gifte • Höheres Lungenkrebsrisiko • Höhere Aggressivität der Lungenkrebserkrankung
Herz	Größerer Schaden bei Blutgefäßen
Haut	Größere Gefahr für Faltenbildung
Knochen	Höheres Osteoporoserisiko
Sexualorgane und Schwangerschaft	• Beeinträchtigung der Fruchtbarkeit • Erhöhte Gefahr von Schwangerschaftskomplikationen • Gefahr für das heranwachsende Kind • Vorzeitiges Einsetzen der Wechseljahre

Seit einigen Jahren sterben mehr Frauen als Männer an dieser belastenden Erkrankung, die letztendlich eine Sauerstoffversorgung von außen (Sauerstoffmaske) notwendig macht. Da mag es auch eine Rolle spielen, dass die Krankheit bei Frauen leichter übersehen wird, denn ihr Organraum ist meist insgesamt kleiner, die Lunge zum Teil verdeckt und nicht gut einsehbar.

Deshalb sollten Frauen unbedingt mit dem Rauchen aufhören

Und schließlich gibt es auch noch andere »frauenspezifische« Gründe, die dafürsprechen, mit dem Rauchen aufzuhören (siehe Tabelle 4, Seite 54).

So beeinträchtigt der giftige Zigarettencocktail die Fruchtbarkeit, bringt Frauen schneller in die Wechseljahre und steigert das Osteoporoserisiko. Zudem erhöht Nikotin das Risiko für Herz-Kreislauf-Erkrankungen um den Faktor 4,5 (bei den Männern um den Faktor 2,5). Auch die Blutgefäße leiden unter dem »blauen Dunst« stärker als bei Männern, vor allem dann, wenn die Antibabypille eingenommen wird. Außerdem lässt der Qualm die Zähne gelb aussehen und die Haut deutlich rascher altern.

Alkohol – als weiblicher Seelentröster beliebt

Frauen trinken heutzutage mehr Alkohol als in früheren Zeiten. Das belegen vorliegende Zahlen aus deutschen Erhebungen eindeutig: Inzwischen rinnen jährlich insgesamt etwa 200 Liter Alkohol durch die weiblichen Kehlen. Jede sechste Frau trinkt in (gesundheitlich) riskantem Ausmaß.

Die Gründe hierfür sind sehr unterschiedlich. Frauen sind heutzutage unabhängiger, selbstständiger und selbstbewusster. Sie konsumieren die alkoholischen Getränke gerne in Gesellschaft, greifen aber auch in Einsamkeit, Frust und Isolation zur Flasche. Häufig sind Angstzustände oder depressive Verstimmungen mit dem Alkoholkonsum verknüpft. Interessant ist die Tatsache, dass – anders als beim Rauchen – in den oberen sozialen Schichten mehr getrunken wird als in Personenkreisen, die einem niedrigeren Sozialstatus angehören. Problematisch ist die Zunahme der jungen Frauen, die sich inzwischen auf den Alkohol einlassen – »Alkopops« (alkoholische Mischgetränke) spielen dabei eine wesentliche Rolle.

Aus einem Gesundheitsbericht des Bundes geht hervor, dass 39 Prozent der (befragten) Mädchen und jungen Frauen mindestens einmal im Monat und 7 Prozent mindestens einmal pro Woche zu den beliebten Alkoholmischungen greifen. Besonders riskant ist das sogenannte »Binge Drinking« (»Kampftrinken« oder »Koma-Saufen«), dem sich auch die jungen Frauen nicht selten anschließen. So gab jede sechste bis achte Frau bei einer Befragung an, die in der Altersgruppe ab 18 Jahren durchgeführt wurde, in den letzten vier Wochen mindestens einmal mit einem »Vollrausch« dabei gewesen zu sein.

Frauen sind schneller beschwipst

Kaum ist der Alkohol die Kehle hinabgeflossen, schon wird er über den Blutkreislauf überall im Körperwasser verteilt. Da der »Frauenbody« einen geringeren Wasseranteil aufweist (als der Männerorganismus), ist bei ihm die Blutalkoholkonzentration im Allgemeinen bei gleicher »Schnapsmenge« höher als bei den männlichen Mitstreitern. Alkohol dringt auf diesem Wege auch ins Gehirn vor und wirkt dort auf das zentrale Nervensystem.

Schon mit wenigen Schlucken sind Frauen vielfach gelockerter und redseliger und haben häufig weniger Hemmungen als ohne den Stimmungsmacher (siehe Tabelle 5, Seite 57). Bereits nach 30 bis 60 Minuten klettert der Blutalkoholpegel auf seinen Höchststand - dann wird der Alkohol größtenteils über die Entgiftungszentrale Leber wieder abgebaut. Und dieses Organ leidet bei Frauen besonders. Bei gleichem Alkoholkonsum treten bei Frauen deutlich früher (als bei Männern) Leberschäden auf. Nur zu etwa 5 bis 10 Prozent wird der zungenlösende Stoff über die Atemluft, den Urin und den Schweiß wieder abgegeben.

Frauen werden den Alkohol insgesamt schlechter los als Männer. Ihr Körper stellt deutlich weniger von dem alkoholabbauenden Enzym (Alkoholdehydrogenase) her und so ist das Schadpotenzial des »Seelentrösters« auch größer. Hat »Frau« 0,1 bis 0,2 Promille Alkohol im Blut, dann dauert es etwa eine Stunde, bis dieser im Körper abgebaut ist. Dabei spielt das Körpergewicht eine wesentliche Rolle. So dauert es zum Beispiel bei einer 65 kg schweren Frau etwa 3,5 Stunden, bis die Alkoholspur von einem halben Liter Bier verschwunden ist.

Tabelle 5: Berauscht – so wirkt Alkohol

Bei 0,2 Promille im Blut	• Heiterkeit und Redseligkeit • Nachlassen der Konzentration • Verschlechterung der koordinierten Bewegung • Beeinträchtigung von Seh-, Gehör- und Geruchsinn • Abnahme der Schmerzempfindlichkeit
Bei > 0,8 Promille im Blut	• Vermehrte Hemmungslosigkeit • Selbstüberschätzung • Abnehmende Reaktionsfähigkeit
Bei > 1,0 Promille im Blut	• Beginnender Rauschzustand • Heiterkeit oder Depression • Orientierungsschwierigkeiten • Sprachstörungen • Verwirrtheit • Deutlich eingeschränktes Reaktionsvermögen
Bei > 3,0 Promille im Blut	• Akute bzw. schwere Alkoholvergiftung • Gedächtnisverlust • Bewusstlosigkeit • Lähmungserscheinungen • Eventuell Atemstillstand und Tod

No risk no fun – Alkohol und Brustkrebs

Für Frauen kann regelmäßiger Alkoholkonsum von erheblichem gesundheitlichem Nachteil sein. Bereits ein alkoholisches Getränk pro Tag lässt die Gefahr von Brustkrebs um 12 Prozent ansteigen. Bei zwei »Drinks« täglich liegt das Risiko sogar bei mehr als 30 Prozent. Im Rahmen einer amerikanischen Studie, bei der Daten von 184.000 Frauen ausgewertet wurden, ergab sich dieser Zusammenhang vor allem für den hormonrezeptorpositiven Brustkrebs. In diesem Fall besitzen die Brustkrebszellen spezielle Empfängermoleküle (Rezeptoren) auf ihrer Oberfläche, an die sich die weiblichen Hormone anlagern und so das Wachstum der Krebszellen stimulieren können. Alkohol steigert die Freisetzung der Östrogene und begünstigt dadurch möglicherweise die Wucherung des Tumors. Dabei spielt es keine Rolle, woher der Alkohol stammt – ob von einem Bierchen, einem Wein oder einem Longdrink.

Auch andere Krebsarten werden durch den potenziellen Suchtstoff begünstigt. Das trifft beispielsweise auf den Leber- und Darmkrebs zu. Wer täglich 10 Gramm Alkohol konsumiert – das entspricht etwa einem Gläschen Wein (0,125 l) oder einem Glas Bier (0,25 l) –, erhöht sein Darmkrebsrisiko um 10 Prozent, das Risiko für Leberkrebs sogar um etwa 20 Prozent. Ebenso steigt das Risiko für Krebserkrankungen im Kopf-Halsbereich. Besonders problematisch ist die »Kombikiste« Alkohol plus Nikotin, denn der flüssige Stimmungsmacher sorgt dafür, dass die im Tabakrauch vorhandenen Gifte noch besser über die Schleimhaut aufgenommen werden können.

Ein Gläschen in Ehren – mehr aber auch nicht

Sollten wir Frauen nun ganz auf »das Gläschen in Ehren« verzichten oder gibt es eine zulässige Menge, die unschädlich ist? Tatsächlich gilt laut Weltgesundheitsorganisation (WHO): Es gibt keinen Alkoholkonsum, der als sicher betrachtet werden kann – besonders nicht für Frauen. Dennoch wird ein gelegentliches Glas Wein oder Bier meist als vertretbar angesehen, solange an mehreren Tagen pro Woche bewusst darauf verzichtet wird. Entscheidend ist die Regelmäßigkeit, nicht das einzelne Glas. Nun ist aber andererseits besonders der Rotwein durch seine gefäßschützende Wirkung im Gespräch. Die ist allerdings weniger dem Alkohol als vielmehr einem anderen Inhaltsstoff - dem Resveratrol - zu verdanken. Dieser interessante bioaktive Schutzstoff ist vor allem in den Schalen der Rotweintrauben enthalten und hat tatsächlich eine Reihe von positiven Eigenschaften. So wirkt Resveratrol unter anderem der Verklumpung des Blutes entgegen, hält die Blutgefäße elastisch und das Blut flüssig und hat einen günstigen Einfluss auf den Fett- und den Kohlenhydratstoffwechsel. Resveratrol weist auch im Bereich des Zellschutzes und des »Antiagings« interessante Wirkungen auf - sogar von einem möglichen lebensverlängernden Effekt ist die Rede. Leider sind die Mengen von diesem »Bodyguard« im roten Traubensaft deutlich geringer als im Rotwein. Wer auf die vielfältigen gesundheitsfördernden Wirkungen des Biostoffs nicht verzichten möchte, der kann auch auf Resveratrol in Kapselform ausweichen. Damit schont »Frau« ihre Leber und andere »alkoholempfindliche« Körperorgane und kommt trotzdem in den Genuss der Resveratrol-Vorteile.

»Mother´s little helper« - Pillen und Co

Es war in den Sechzigern, als die Rolling Stones den Song »Mother´s Little Helper« in Anspielung auf das Medikament Valium komponiert hatten. Tatsächlich lässt die Liedzeile »... and though she´s not really ill / there´s a little yellow pill« tief blicken.

Bis heute hat sich an Präferenz der Frauen hinsichtlich ihrer Lieblingspillen nicht viel geändert: Beruhigungs- und Schlafmittel sowie stimmungsaufhellende Medikamente werden in den Apotheken vor allem an die weibliche Kundschaft verkauft. Sie wirken angstlösend, beruhigend und entspannen die Muskulatur. Ärzte verschreiben diese Medikamente Patientinnen häufiger als Männern, was wohl damit erklärt werden kann, dass Frauen generell ein empfindsameres »Nervenkostüm« eingeräumt wird als dem »starken« männlichen Geschlecht. Andererseits sind sie aber auch von Stimmungsschwankungen und Depressionen doppelt so häufig betroffen und sie wenden sich mit ihren Problemen häufiger an einen Behandler als betroffene Männer.

Auch bei Appetitzüglern und Kopfschmerztabletten greifen die Frauen zu. Diese Medikamente sind hinsichtlich ihres Abhängigkeitspotenzials nicht »ohne« und sollten auf gar keinen Fall dauerhaft angewendet werden.

Mein Tipp

Sollten Sie zum Grübeln neigen, dann versuchen Sie es mit der »Kraft der positiven Gedanken«. Verschieben Sie die Lebensfreude nicht auf später. Inzwischen gilt es als unbestritten, dass eine positive Einstellung auch einen günstigen Einfluss auf das, was tatsächlich in unserem Leben passiert, haben kann.

Abhängigkeit und Suchtgefahr

Die chemischen »Problemlöser« bergen häufig ein hohes Abhängigkeitspotenzial, das sich vor allem dann einstellt, wenn die Pillen über längere Zeit (mehrere Wochen oder gar Monate) geschluckt werden (siehe Tabelle 6, Seite 61) Besonders problematisch ist hier die Wirkstoffgruppe der Benzodiazepine (zum Beispiel Valium, Diazepam, Tavor), die Frauen häufig bei Angstzuständen, psychischen Problemen, Nervosität, Schlafstörungen und muskulären Verspannungen verordnet werden. Insgesamt sind in Deutschland weit mehr als eine Million Menschen süchtig nach diesen angstlösenden und schlaffördernden Pillen – zwei Drittel davon sind Frauen.

Neben der Suchtgefahr ist hier noch ein weiteres Problem gegeben: während der Zeit der Anwendung kommt häufig ein Gewöhnungseffekt hinzu, der dazu führt, dass diese Medikamente, um die gleiche Wirkung zu erzielen, immer höher dosiert werden müssen. Die hilfreichen Pillen können auch eine Reihe von Nebenwirkungen, wie beispielsweise eine Verlangsamung der Atmung, Gedächtnisstörungen, Verwirrtheit oder Kopfschmerzen, verursachen.

Tabelle 6: Wohl und Wehe durch Beruhigungspillen

Hilfreiche Wirkungen	• Beruhigend, angstlösend • Krampflösend, muskelentspannend • Schlaffördernd
Mögliche ungünstige Begleiterscheinungen	• Abnahme des Reaktionsvermögens • Kopfschmerzen • Herabsetzung der Atemtätigkeit • Gedächtnisstörungen, Verwirrtheit • Wesensveränderung • Hohes Gewöhnungs- und Abhängigkeitspotenzial

Das Absetzen dieser Medikamente ist ebenfalls problematisch. So können Entzugserscheinungen, wie zum Beispiel Schwindel, körperliche Schwäche und Wahrnehmungsstörungen, auftreten. Nicht selten zeigen sich auch Begleiterscheinungen, die letztlich die Ursache für die Pillengaben waren: Angstzustände, Panikattacken und Schlafstörungen. Daher darf ein solches Mittel nicht abrupt abgesetzt werden, sondern die Medikation muss mit einer »ausschleichenden« Dosierung beendet werden.

Anwendung nach den drei »K«s: Klar, klein und kurz

Inzwischen gelten klare Empfehlungen für die Anwendung dieser Beruhigungsmittel. Sie sollten nur bei einem klaren medizinischen Problem eingesetzt und nicht missbräuchlich verwendet werden. Von einem Missbrauch spricht man dann, wenn solche Arzneimittel über einen längeren Zeitraum ohne klar definiertes Krankheitsbild geschluckt werden. Die Dosierung sollte möglichst klein sein, um die Abhängigkeitsgefahr und auch das Risiko für Nebenwirkungen zu reduzieren. Auch die Anwendungsdauer ist zu begrenzen.

Da die Suchtgefahr bereits nach wenigen Wochen ansteigt, wird eine kurze (2- bis höchstens 4–6 wöchige) Behandlungsdauer empfohlen. Tatsache ist aber, dass diese Pillen von etwa jeder zehnten Anwenderin länger als ein Jahr lang geschluckt werden. Häufig sind es ältere Frauen, die allgemein medikamentöse Wirkstoffe schlechter entgiften können und vermehrt unter Nebenwirkungen leiden. In vielen Fällen werden diese Medikamente seitens der Ärzte nicht nur zu lange, sondern auch in zu hoher Dosierung verordnet.

WAS FRAUEN STARK MACHT, BELASTET SIE AUCH: HORMONE, DIE SCHÜTZEN – UND ZUGLEICH FORDERN.

ÜBERBLICK: TYPISCHE FRAUENSPEZIFISCHE KRANKHEITEN

Von Angststörungen bis Bindegewebsschwäche

Wie schon gesagt, unterscheiden sich die Organe von Frauen und Männern in ihrer Art und Weise zu funktionieren. So ist beispielsweise die Verdauung bei Frauen träger. Dafür ist das Herz aktiver: Frauenherzen schlagen schneller als die Herzen der Männer und arbeiten bei einem niedrigeren Blutdruck. Das weibliche Immunsystem ist aktiver, dafür das Bindegewebe schwächer. Daher kommen zum einen Autoimmunerkrankungen bei Frauen häufiger vor als bei Männern, und zum anderen sind Frauen von Besenreisern und Krampfadern häufiger betroffen. Frauen reagieren auf Medikamente und Gifte bzw. Genussmittel (zum Beispiel Rauchen, Alkohol) anders. Sie haben ein erhöhtes Osteoporoserisiko, neigen zum Grübeln und zu Depressionen und müssen sich häufig mit Wechseljahresbeschwerden, Kopfschmerzen und Migräne herumschlagen. So werden sie vielfach durch andere Krankheiten geplagt als das sogenannte »starke« Geschlecht (siehe Tabelle 7, Seite 66).

Dazu kommt, dass sich Krankheitsbilder (beispielsweise ein Herzinfarkt) bei Frauen mit völlig anderen Symptomen als bei Männern zeigen können und daher in vielen Fällen auch zu spät oder falsch diagnostiziert werden, was unter Umständen lebensbedrohlich sein kann. Und schließlich muss sich »Frau« auch noch mit Beschwerdebildern herumschlagen, die mit dem weiblichen Zyklus zusammenhängen (zum Beispiel Prämenstruelles Syndrom, Regelschmerzen, Wechseljahresbeschwerden) und je nach Ausprägung den Alltag belasten können.

Tabelle 7: Diese Krankheiten kommen bei Frauen besonders häufig vor

• Angststörungen
• Autoimmunerkrankungen (zum Beispiel chronische Polyarthritis)
• Bindegewebsschwäche (Besenreiser, Krampfadern, Cellulite)
• Depressionen
• Demenz
• Essstörungen
• Harnwegsinfekte
• Kopfschmerzen, Migräne
• Osteoporose
• Schilddrüsenerkrankungen

Im Folgenden werden die wichtigsten frauenspezifischen Krankheiten beschrieben.

» TYPISCH FRAU HEISST NICHT SCHWACH, SONDERN KOMPLEX. GESUNDHEIT BEGINNT DAMIT, DIESE KOMPLEXITÄT ERNST ZU NEHMEN.

7 WEIBLICHE »HERZENS-ANGELEGENHEITEN«

Frau und Herztod: Todesursache Nummer 1

Da glauben wir doch tatsächlich noch immer, dass der Herzinfarkt das typische Ereignis ist, das den gestressten, leistungsorientierten Mann am ehesten heimsucht. Dabei trifft es die Frauen genauso, nur in einer späteren Lebensphase. Erkrankungen des Blutgefäßsystems treten bei Frauen etwa 7 bis 10 Jahre später auf als bei Männern. Etwa die Hälfte der betroffenen Frauen stirbt an den Folgen dieser Gefäßerkrankungen, während eine von 29 Frauen an Brustkrebs verstirbt. Das heißt, das Risiko durch eine Herz-Kreislauf-Erkrankung den Tod zu finden, ist bei Frauen noch immer deutlich höher, obwohl die Brustkrebserkrankungen allgemein auf dem Vormarsch sind. Das Bewusstsein für den drohenden Herztod fehlt den meisten Frauen, wie einige Untersuchungen gezeigt haben. Und deswegen werden auch häufig ernste Anzeichen übersehen bzw. von den Frauen selbst falsch eingeordnet. Damit verstreicht oft eine kostbare Zeit, bis sie sich mit ihren Beschwerden endlich an einen Arzt wenden – häufig ist es dann zu spät.

Frauen im Stress

Frauen haben in der heutigen Zeit vielfach einen stressigen Alltag. »Multitasking« ist das Stichwort, das auf die vielen Aufgaben, die Frauen heutzutage parallel bewältigen müssen, Bezug nimmt. Frauen haben sich für eine Karriere entschieden und machen nicht selten einen »knochenharten« Männerjob, oder sie sind Haushalts- und Gesundheitsmanager, führen ein »Taxiunternehmen« für ihre Kinder, sehen zu, dass diese pünktlich in der Schule ankommen und ihre Hausaufgaben machen. Parallel dazu üben auch die vielbeschäftigten Mütter sehr häufig noch einen Beruf in Teil- oder Vollzeit aus. Frauen sind auf ein Leben »unter Druck« grundlegend gut vorbereitet, denn die typisch weiblichen Hormone (Östrogene) sorgen dafür, dass sie besser mit Stress umgehen können als die Männer. Aber da gibt es auch noch das »Kuschelhormon« Oxytocin, das für die Beziehung zwischen Paaren eine Rolle spielt und für Frauen eine ganz besondere Bedeutung hat. Dieses Hormon sorgt dafür, dass Frauen sich Dinge, die im persönlichen Umfeld belastend sind, mehr zu Herzen nehmen und sie erschweren es, auch die persönlichen Gefühle im Beruf außen vor zu lassen. Daher zeigen Frauen häufiger Anzeichen von stressbedingten, gesundheitlichen Beeinträchtigungen. Sie sind angespannt oder depressiv, leiden unter Schlafstörungen und Kopfschmerzen und schaden letztendlich auch mit diesem Stress ihrer Gefäßgesundheit. Denn unter chronischem negativem Stress (Distress) steigt nicht nur der Blutdruck, sondern auch das Entzündungspotenzial in den Blutgefäßen. Inzwischen ist bekannt, dass die Arteriosklerose auf solche entzündlichen Prozesse zurückzuführen ist. In der Folge kann das Risiko für Herzinfarkt und Schlaganfall steigen. Wenn Sie mehr speziell zu diesem Thema wissen möchten, dann lege ich Ihnen mein Buch *Entzündungen – die heimlichen Killer* »ans Herz«.

Frauenherzen schlagen anders

Frauen sagt man oft nach, dass Sie ein »großes Herz« haben – das Gegenteil ist der Fall. Die Pumpe, die uns am Leben hält, ist deutlich kleiner als jene der Männer, und die Blutgefäße, die zum Herz führen, sind auch feiner als diejenigen des »starken Geschlechts«. Doch das ist nicht der einzige Unterschied zwischen den Geschlechtern. Frauenherzen sind auch anders gebaut, sie neigen im Alter mehr zum Elastizitätsverlust und zur Steifigkeit. Der weibliche Antriebsmotor, der das Blut durch den Körper pumpt, schlägt zudem schneller.

Das Frauenherz ist viel empfindlicher und neigt mehr zu »Extraschlägen«, die zu Herzrhythmusstörungen führen können. Mit all diesen Nachteilen wird »Frau« bis zu den Wechseljahren ganz gut fertig, denn die körpereigenen Hormone (Östrogene) helfen ihr dabei in vielerlei Hinsicht: Sie begünstigen die Weitstellung der Blutgefäße und wirken damit einem Bluthochdruck entgegen. Außerdem fördern sie die Durchblutung und haben einen günstigen Einfluss auf den Cholesterinspiegel. Aber wenn die hormonelle Unterstützung nach den Wechseljahren wegfällt, sieht es schlecht aus für die Frauen. Dann steigt das Herzinfarkt- und Schlaganfall-Risiko deutlich an.

Untypisch: Der »Evainfarkt« zeigt sich anders

Von wegen Stechen in der Herzgegend oder Ausstrahlen der Schmerzen in den linken Arm und/oder fahles Aussehen, kalter Schweiß ... – was für den männlichen Herzinfarkt typisch ist, zeigt sich bei der Frau häufig völlig anders. Frauen klagen über Übelkeit, Bauchschmerzen, grippeähnliche Symptome und Kreuzschmerzen. Manchmal leiden sie bereits Wochen vor dem Ereignis unter Müdigkeit, Erschöpfung und Kurzatmigkeit. Nicht nur, dass »Frau« die Beschwerden, wie oben bereits erwähnt, häufig fehldeutet, auch bei den Ärzten führen diese untypischen Begleiterscheinungen nicht selten zu Fehldiagnosen – sie behandeln die Frauen häufiger unter dem Aspekt einer vermeintlichen Magen-Darm-Erkrankung. Ein fataler Fehler! Und so ist es nicht verwunderlich, warum Frauen im Durchschnitt etwa 30 bis 40 Minuten später ins Krankenhaus eingeliefert werden als die betroffenen Männer und letztendlich auch mehr Frauen an dieser Krankheit sterben. In der Tat haben die Frauen in diesem Fall die »schlechteren Karten«, denn sie erhalten zeitlich später die Intensivbehandlung und die Erkrankung verläuft nicht selten schwerer als beim Mann. So stirbt jede dritte Frau, die jenseits des 65. Lebensjahres einen Herzinfarkt erleidet, bereits vor dem Eintreffen in die Klinik.

Frauen werden auch nachweislich seltener in spezialisierte Herzzentren überwiesen. Erschwerend kommt noch hinzu, dass das Elektrokardiogramm (EKG, Belastungs-EKG) bei den Frauen in 30 bis 70 Prozent der Fälle falsch positive Befunde liefert und die Aussagekraft dieser Methode somit nicht besonders hoch ist. Eine weitaus zuverlässigere Beurteilung der Herzproblematik ermöglicht hier die sogenannte Stress-Echokarodiographie, bei der die Durchblutung der Herzkranzgefäße unter Belastung mithilfe von Ultraschall untersucht wird.

Tabelle 8: So zeigt sich der Herzinfarkt häufig bei Frauen

• Atemnot
• Bauchschmerzen
• Kreuzschmerzen
• Schlappheit
• starke Müdigkeit
• Übelkeit

Wenn Frauen »der Schlag« trifft

Auch beim Schlaganfall müssen die landläufigen Vorstellungen vom gestressten Manager, den ob seines großen Arbeitsdrucks »der Schlag trifft«, korrigiert werden. Denn diese Gefäßerkrankung kommt bei weiblichen Individuen häufiger als bei Männern vor – etwa jede fünfte Frau ist betroffen. Und hat sie der »Schlag« erwischt, dann sieht es auch hier nicht wirklich gut für die kranken Frauen aus. Sie sterben doppelt so häufig wie die betroffenen Männer an den Folgen dieses Ereignisses, wobei berücksichtigt werden muss, dass sie häufig älter sind und auch öfter allein leben, wenn sie dieses lebensbedrohliche Krankheitsbild trifft. Hilfe kommt dann nicht selten zu spät, wenn bereits wichtige Areale im Gehirn unter der mangelnden Blutversorgung abgestorben sind. So sind Frauen, wenn sie den Schlaganfall überleben, häufig schwer eingeschränkt, leiden unter Lähmungen, Sprach- und/oder Gehstörungen und sind pflegebedürftig. Ebenso stellen sich bei ihnen häufiger Depressionen ein.

Auch hier sind die Symptome, die einen Schlaganfall ankündigen, nicht selten untypisch. Zwar kommt das klassische Frühwarnsystem in Form von plötzlich einsetzenden Sprach-, Seh- und Gefühlsstörungen ebenso wie Lähmungserscheinungen auch bei den Frauen vor, aber das sind noch nicht alle Vorboten. Auch Kopf-, Gesichts- und Gliederschmerzen oder die Unfähigkeit, sich zu orientieren, sind in diesem Zusammenhang ernst zu nehmen.

Herz-Kreislauf-Risikofaktoren wirken auf Frauengefäße besonders schädlich

Sie sind ja bekannt – die gefäßschädigenden Risikofaktoren: Bluthochdruck, Übergewicht, Rauchen, Fettstoffwechselstörungen und Diabetes mellitus. Liegen einige oder gar mehrere dieser »Gefäßkiller« vor, dann steigt die Gefahr für Herzinfarkt und Schlaganfall an. Das trifft auf beide Geschlechter zu, aber die Frauengefäße scheinen diesen Einflüssen gegenüber besonders empfindlich zu sein. Am deutlichsten wird dies bei der Zuckerkrankheit: Während die Männer durch die Zuckerkrankheit ein doppelt so hohes Gefäßrisiko im Vergleich zu gesunden Männern haben, ist dieses Risiko bei den zuckerkranken Frauen sogar vier- bis sechsmal so hoch im Vergleich zu den gesunden Zeitgenossinnen.

Ein bestehender Bluthochdruck ist für Frauen ebenfalls schädlicher als für die Männer. Und dieser stellt sich mit zunehmendem Alter, wenn der Gefäßschutz durch die weiblichen Hormone wegfällt, häufiger ein. Raucherinnen schaden ihren Gefäßen, wie bereits erwähnt, ebenfalls deutlich mehr als Raucher. Das trifft vor allem dann zu, wenn gleichzeitig die Antibabypille geschluckt wird. Und schließlich sind Frauen durch erhöhte Blutfettwerte (vor allem Triglyzeride) und einen geringeren Anteil an »gutem« Cholesterin (HDL) jenseits der Wechseljahre stärker gefährdet. Frauen (und ihre Ärzte) sollten daher diese Risikofaktoren besonders gut »im Auge behalten«.

Gender nutrition : Herzschutz mit dunkler Schokolade

Da soll mal einer sagen, dass die bevorzugten Essgelüste von Frauen nur mit Nachteilen verbunden sind. Frauen lieben Schokolade und das ist gut so – zumindest, wenn es um dunkle Schokolade mit einem hohen Kakaoanteil geht, denn dort steckt eine geballte Ladung gefäßschützender Powerstoffe drin. Hier ist die Rede von den Flavonoiden, die zur großen Gruppe der Polyphenole gehören. Diese bioaktiven Inhaltsstoffe der Kakaobohne sorgen nicht nur dafür, dass die Blutgefäße elastisch bleiben, sondern fördern auch die Durchblutung und wirken der Verklumpung der Blutplättchen entgegen. Schließlich sind die Polyphenole starke Antioxidantien und machen in dieser Eigenschaft den gefäßschädigenden freien Radikalen den Garaus.

In einer Reihe von Studien konnte gezeigt werden, dass Bitterschokolade den Blutdruck senkt und sogar den Insulinstoffwechsel und damit die Kohlenhydratverwertung günstig beeinflusst. Außerdem wurde anhand von Blutuntersuchungen belegt, dass die Polyphenole Entzündungen, die bei der Entstehung von Herzinfarkt und Schlaganfall eine Rolle spielen, entgegenwirken.

Forscher in den USA (The Johns Hopkins University School of Medicine) machten auf einem Kongress in Chicago (American Heart Association) sogar die Aussage, dass durch den maßvollen Genuss von Bitterschokolade die Herzinfarktrate um die Hälfte gesenkt werden könne. Täglich ein paar Stückchen würden hierfür genügen. Und schließlich macht uns Frauen die Schokolade als altbewährtes »Trostpflaster« glücklich – auch das ist inzwischen wissenschaftlich erklärbar. Der Stimmungsaufheller enthält unter anderem Theobromin und Koffein, welche die Produktion der Glückshormone (Endorphine) anregen, und den Eiweißstoff L-Tryptophan, aus dem der Körper den »Glücklichmacher« Serotonin herstellt. Zudem wurde in der Schokolade ein Stoff nachgewiesen, der sogar eine rauschähnliche Wirkung haben soll. Aber keine Sorge: Um diesen Gemütszustand zu erreichen, müsste man mehrere Tafeln pro Tag futtern.

→ *siehe Kapitel 18: »Ernährung und Nährstoffe auf einen Blick«*

Mit Grünzeug gegen den Risikofaktor Homocystein

Frauen mögen glücklicherweise auch Salate, denn die im »Grünfutter« enthaltenen Vitamine tragen zur Gefäßgesunderhaltung bei. So sind die in Blattsalat, Spinat, Brokkoli und anderem »Grünzeug« vorhandenen Vitalstoffe hilfreich bei der Bekämpfung von Homocystein. Das ist ein Eiweißbaustein, der im Körper – ohne unser Zutun – beim Ab- und Umbau von Eiweißen entsteht. Und das passiert täglich. Homocystein schädigt die Blutgefäße und kann einen Herzinfarkt oder Schlaganfall mitbegünstigen – und das völlig eigenständig, das heißt, ohne dass weitere Herz-Kreislauf-Risikofaktoren (wie zum Beispiel Bluthochdruck oder erhöhte Blutfettwerte) vorliegen.

Nun ist ja die Natur bei Gefahren immer auf eine Gegenwehr bedacht. So sind unsere Körperzellen mit Enzymen ausgestattet, die das schädliche Homocystein abbauen. Damit diese »Homocysteinentsorger« aber gut funktionieren, müssen wir ausreichend mit bestimmten B-Vitaminen (Folsäure, Vitamin B12 und B6) versorgt sein, denn diese werden von den Entsorger-Enzymen als Hilfsstoffe benötigt. Ohne diese Vitalstoffe ist kein ausreichender Abbau des gefäßschädigenden Homocysteins möglich.

Bei Frauen ist allerdings die Verwertung der B-Vitamine aus der Nahrung häufig erschwert. Wer beispielsweise die Antibabypille oder Antibiotika (beispielsweise gegen eine Blasenentzündung) anwendet, hat ein Problem mit der (ausreichenden) Ausnutzung der Folsäure aus der Nahrung. In diesen Fällen kann es sinnvoll sein, eine zusätzliche Versorgung »von außen« (zum Beispiel in Kapselform) in Anspruch zu nehmen.

→ *siehe Kapitel 18: »Ernährung und Nährstoffe auf einen Blick«*

Mein Tipp

Lassen Sie sich beim Arzt gelegentlich die Werte für die B-Vitamine im Blut bestimmen. Auch das Homocystein selbst kann im Blut erfasst werden. Ist der Homocystein-Wert zu hoch, dann sollten Sie, mit Ihrem Arzt zusammen, eine Supplementierung (mit Kapseln) in Erwägung ziehen und den Homocystein-Spiegel nach Anwendung eines geeigneten Vitaminpräparats erneut kontrollieren lassen.

Magnesium und Omega-3-Fettsäuren – herzgesund, besonders für Frauen

Nüsse, Bananen, Vollkornprodukte und Hülsenfrüchte haben eines gemeinsam: Sie enthalten relativ viel Magnesium. Dieser Mineralstoff ist ein wahres »Multitalent« mit zahlreichen Funktionen im körpereigenen Stoffwechsel. Besonders wichtig ist dieser Vitalstoff für das Herz. Magnesium unterstützt die Herzmuskelfunktion und wirkt Herzrhythmus-Störungen entgegen, durch die Frauen ja besonders gefährdet sind. Des Weiteren ist der Mineralstoff an der Reizweiterleitung beteiligt (»Nervenkostüm«). Auch hier kann der Mikronährstoff – vor allem bei zu viel Stress – helfen, denn Magnesium hemmt die Freisetzung der Stresshormone und hält schützend »die Hand« über das Herz. Medikamente wie zum Beispiel die Antibabypille, Antibiotika, Abführmittel, »Wassertabletten« oder herzwirksame Arzneimittel (zum Beispiel Blutdrucksenker

»ACE-Hemmer«, Digitalispräparate) vermindern die Aufnahme von Magnesium im Darm und damit den Übertritt ins Blut.

Omega-3-Fettsäuren, wie sie beispielsweise im Kaltwasserfisch (Hering, Lachs, Makrele unter anderem) vorkommen, sind ebenfalls sehr wichtig für das Herz-Kreislauf-System. Sie sind »herz«-, aber auch »nervenfreundlich« und wirken sich positiv auf den Fettstoffwechsel aus. Sie wirken durchblutungsfördernd und vermindern das Risiko für Thrombosen. Im Rahmen einer Veröffentlichung (2017) ergab die Untersuchung von 446 Frauen in Deutschland (Alter 40 bis 60 Jahre), dass mehr als 60 Prozent zu wenig Omega-3-Fettsäuren aufnahmen. Eine groß angelegte dänische Studie zeigte, dass Frauen, die keinen Fisch verzehrten, im Vergleich zu jenen, die viel Fisch aßen, ein um den Faktor 3 erhöhtes Risiko für Herz-Kreislauf-Erkrankungen hatten.

→ *siehe Kapitel 18: »Ernährung und Nährstoffe auf einen Blick«*

Tabelle 9: Gender nutrition – Herzfreundliche Lebensmittel für die Frau

Lebensmittel	Herzfreundliche Inhaltsstoffe	Wirkung auf Herz und Gefäße
Dunkle Schokolade	Polyphenole	• Verbesserung der Durchblutung • günstiger Einfluss auf den Blutdruck • Positive Effekte auf den Kohlenhydrat-Stoffwechsel
Fisch (Kaltwasserfisch wie zum Beispiel Hering, Lachs, Thunfisch)	Omega-3-Fettsäuren	• Gefäßschutz • günstiger Einfluss auf Durchblutung, Fettstoffwechsel und Blutdruck

8 DER WEIBLICHE DIABETES IST KOMPLIZIERT

Später entdeckt

Es geht schon damit los, dass bei Frauen der Diabetes häufig spät entdeckt wird. Das gilt zumindest für den Typ-2-Diabetes, den sogenannten »Altersdiabetes«, der bei Frauen öfter (als bei Männern) vorkommt. Dieser wird durch Übergewicht und Bewegungsmangel begünstigt. Bei Frauen vergehen durchschnittlich 8 Jahre, bis die Erkrankung (endlich) diagnostiziert wird (bei Männern sind es durchschnittlich 6 Jahre). Frauen sind besonders insulinempfindlich – der im Blut schwimmende Zucker wird effizient aus dem Blut in die Zellen geschafft.

Beim Arzt wird vielfach nur der Nüchternblutzucker bestimmt, der dann – trotz beginnenden Diabetes – häufig noch im Normalbereich ist. Aber Frauen können bereits hohe Blutzuckerwerte aufweisen, die so noch unentdeckt bleiben. Besser wäre es, das Blutzucker-Langzeitgedächtnis (HbA1c-Wert) zu erfassen. Dieser Wert liefert bessere und frühere Hinweise auf eine mögliche Zuckerkrankheit.

Frauen mit Diabetes sterben früher

Eine rechtzeitige Entdeckung der Erkrankung ist für Frauen wichtig, denn sie haben bei dieser Erkrankung allgemein die »schlechteren Karten«. Diabetes geht mit einer erhöhten Gefahr für Herz- und Kreislauf-Erkrankungen einher. So ist das Risiko für einen Herzinfarkt bei einem Diabetiker im Vergleich zu einem Stoffwechselgesunden um den Faktor 2 bis 3 erhöht. Bei erkrankten Frauen sieht die Sache noch schlimmer aus: Im Vergleich zu den Männern haben Diabetikerinnen ein um etwa 85 Prozent höheres Risiko für tödliche Herz-Kreislauf-Erkrankungen. Das Risiko für Schlaganfälle ist hier ebenfalls höher. Und auch die Gefahr für Nierenkomplikationen ist deutlich größer (als bei Männern).

Ihren Überlebensvorteil büßen Frauen mit Diabetes Typ 1 (insulinpflichtiger Diabetes) ein. Ihre Lebenserwartung ist nicht höher als jene der Männer mit dieser Erkrankung. Das hat eine australische Forschungsgruppe, die alle hierzu verfügbaren Daten ausgewertet hat, ergeben. Das bedeutet: Diabetes kostet Frauen Lebenszeit.

Die Regelblutung beeinflusst die Blutzuckerwerte

Der weibliche Hormonzyklus kann sich auf die diabetische Stoffwechsellage auswirken. So kann die Ausschüttung von Östrogenen und Progesteron die Insulinempfindlichkeit und Blutzuckerschwankungen beeinflussen. Dabei ist es nicht möglich, die betroffenen Mädchen und Frauen »über einen Kamm zu scheren«, denn der mögliche Einfluss der Hormone ist individuell verschieden. Vielfach sind die Blutzuckerwerte vor dem Einsetzen der Regelblutung erhöht und fallen nach dem Einsetzen der Menstruation (zusammen mit den Hormonen) wieder ab. Auch bei älteren Frauen können sich, im Zuge der sich anbahnenden Wechseljahre, hormonell bedingte Veränderungen des Zuckerstoffwechsels ergeben. Die Insulinempfindlichkeit kann sich auch hier temporär verschlechtern, was durch höhere Insulingaben ausgeglichen werden muss. Interessant ist, dass der Diabetes auch die Zykluslänge und das

Ausmaß der Blutung mitbestimmen kann: Diabetikerinnen weisen häufig lange Zyklen und stärkere Blutungen auf als stoffwechselgesunde Frauen. Sie leiden auch häufig unter ausgeprägteren Regelschmerzen als die Nichtbetroffenen.

Sexuelle Unlust durch Diabetes – das kommt auch bei Frauen vor

Keine Lust - zu gar nichts? Auch nicht zum Sex? Das kennt man vielfach von an Diabetes erkrankten Männern. Aber auch Frauen haben hier zu kämpfen. Betroffene Frauen klagen über Störungen der Libido und über Orgasmusstörungen. Dabei spielt häufig die durch den Diabetes (zusätzlich zur hormonellen Umstellung während der Wechseljahre) begünstigte Scheidentrockenheit eine Rolle, die einen schmerzhaften Geschlechtsakt verursachen kann.

Diabetes beeinträchtigt unter anderem auch die körpereigene Abwehr, wodurch es vermehrt zu Scheideninfektionen durch Pilze und/ oder Bakterien kommen kann. Der dadurch bedingte Ausfluss macht Frauen im Allgemeinen zu schaffen.

Und schließlich werden durch hohe Blutzuckerwerte bzw. einen schlecht eingestellten Diabetes auch Nervenschäden hervorgerufen. Sind hier die Blasennerven betroffen, kann es zu einem nicht-gewollten Harnabgang kommen, der nicht selten die sexuelle Lust im Vorfeld bereits deutlich einschränkt.

→ *siehe Kapitel 18: »Ernährung und Nährstoffe auf einen Blick«*

9 WENN FRAUEN »IN DIE JAHRE« KOMMEN

Die Macht der Hormone

Hormone - sie sind die »Drahtzieher« unseres Stoffwechsels, ohne sie läuft nichts im Körper. Hormone sind Botenstoffe, die in den verschiedensten Organen (zum Beispiel in den Eierstöcken, in den Nebennieren) gebildet und von dort in die Blutbahn eingeschleust werden. Mit dem Blut werden sie dann zu den Geweben im Körper geschleust, in denen sie ihre Wirkung entfalten sollen. Wichtige Stoffwechselvorgänge im Körper einer Frau und vor allem der weibliche Zyklus werden von den weiblichen Sexualhormonen gesteuert. Zu diesen zählen die Östrogene und die Gestagene, die hauptsächlich in den Eizellen, aber in geringen Mengen auch in der Nebennierenrinde (Östrogene auch im Fettgewebe) gebildet werden. Der wichtigste (natürlich vorkommende) Vertreter der Gestagene ist das Progesteron, welches auch als »Gelbkörperhormon« bezeichnet wird.

Die Östrogene »organisieren« zusammen mit den Gestagenen den monatlichen weiblichen Zyklus. In einem fein aufeinander abgestimmten Regelsystem, an dem auch das Gehirn beteiligt ist, sorgen sie für den Eisprung. Auch auf die Gebärmutterschleimhaut üben sie eine Wirkung aus, sie beeinflussen in der ersten Zyklushälfte deren Aufbau und ermöglichen so (zusammen mit dem Gelbkörperhormon) das Einnisten einer befruchteten Eizelle. Kommt es nicht zu einer Befruchtung, dann wird unter dem Einfluss des Gelbkörperhormons die Gebärmutterschleimhaut wieder abgebaut und abgestoßen.

Die Östrogene üben darüber hinaus eine Vielzahl von weiteren Funktionen im Körper aus (siehe Tabelle 10). Sie sind die unangefochtenen »Stars« unter den weiblichen Hormonen. Ob es nun um ein schönes, faltenfreies Hautbild, einen gut funktionierenden Fettstoffwechsel, um gesunde Blutgefäße, eine stabile Psyche oder auch belastbare Gelenke und Knochen geht: Die Östrogene sind hier ganz vorne mit dabei. Ihre Aufgaben werden von etwa 30 verschiedenen Östrogenstrukturen erfüllt, wobei das 17-β-Estradiol als einer der wichtigsten Vertreter betrachtet wird.

Tabelle 10: Die Aufgaben der Östrogene im Körper der Frau

Blutgefäße	Verbesserung der Durchblutung
Fettstoffwechsel	Günstiger Einfluss auf den Cholesterin-Stoffwechsel, Erhöhung des »guten« und Senkung des »schlechten« Cholesterins
Gebärmutter	Beteiligung am Eisprung und am Einnisten der befruchteten Eizelle in die Gebärmutterschleimhaut
Haut	Beteiligung an der Kollagenbildung, Erhaltung der Feuchtigkeit der Haut, »pralles« Hautbild
Knochen	Begünstigt den Einbau von Kalzium in die Knochen, Schutz vor Osteoporose
Vagina	Förderung der Durchblutung, Schutz vor trockener Schleimhaut

Aber auch das Progesteron übt im weiblichen Organismus wichtige Funktionen aus: Das Hormon hat eine positive Wirkung auf die Psyche und das Wohlbefinden. Es wirkt Angstzuständen, nervöser Unruhe und den dadurch bedingten Schlafstörungen entgegen. Dieses zweitwichtigste weibliche »Superhormon« verengt die Venen, arbeitet gegen Besenreiser und Krampfadern und unterstützt die Elastizität der Haut. Und schließlich wirkt es der Wucherung der Gebärmutterschleimhaut und damit der Entstehung von Gebärmutterkrebs entgegen. Zu den Geschlechtshormonen, die bei den Frauen vorkommen, gehören auch die Androgene, die in geringen Mengen in den Eierstöcken und in der Nebennierenrinde gebildet werden. Diese eigentlich »typisch« männlichen Hormone bestimmen die Leistungsfähigkeit, aber auch die Stimmung und das sexuelle Verlangen der Frau mit.

Auf zu neuen Ufern

Frauen machen sich zum Thema »Altern« häufig etliche Gedanken. Für viele Frauen sind die »Wechseljahre« Anlass dafür, Veränderungen am eigenen Körper zu bemerken. Diese Wechseljahre beginnen im Durchschnitt zwischen dem 40. und 50. Lebensjahr und können sich über viele Jahre hinziehen. Aber was haben wir Frauen in der heutigen Zeit doch eigentlich für ein Glück – mit 50 sind wir in den »besten« Jahren. Etwa ein Drittel der Lebenserwartung liegt im Durchschnitt noch vor uns. Trotzdem haben viele Frauen gerade während dieser Lebensphase ihre Probleme. Die Kinder sind oft schon erwachsen und manche Frauen leider unter dem »empty nest syndrom«, das durch den Weggang der Kinder und das »leere Haus« verursacht wird.

Dabei können wir diese Situation durchaus auch positiv sehen, denn die neu gewonnene Freiheit bietet uns die Möglichkeit, neue Ziele zu verfolgen und noch einmal so richtig durchzustarten. Sowohl privat als auch beruflich können wir uns noch einiges vornehmen. Selbst unsere Partnerschaft kann eine neue Gewichtung erfahren: Plötzlich hat man wieder mehr Zeit für gemeinsame Unternehmungen. Viele Frauen übernehmen allerdings in dieser Lebensphase bereits auch die Pflege nahestehender Angehöriger (zum Beispiel der Eltern) und müssen bei ihren eigenen Bedürfnissen Abstriche machen. Aber auch in diesen Fällen muss ein Rückblick (Was habe ich bisher erreicht? Welche Ziele habe ich noch? Was ist mir wichtig?) erlaubt sein, der Planungen für den künftigen Lebensabschnitt miteinbeziehen sollte.

Wechseljahre – Menopause – was denn nun?

Besonders einschneidend für den weiblichen Organismus ist die hormonelle Umstellung, die im Zuge der »Wechseljahre« (Klimakterium) vonstattengeht. Während die weiblichen Geschlechtsorgane (Eierstöcke) in jungen Jahren kräftig Hormone (Östrogene) produzieren, lässt die Herstellung dieser Hormone mit zunehmendem Alter deutlich nach, bis die Eierstöcke schließlich erschöpft sind und kaum noch Östrogene hervorbringen. Das ist ein Prozess, der sich in der Regel zwischen dem 45. und 55. Lebensjahr vollzieht. Irgendwann werden die monatlichen Blutungen unregelmäßiger, ebenso kann sich die Stärke der Blutung ändern. Schließlich bleibt die Regelblutung ganz aus und die Frauen befinden sich in der »Menopause« (der Zeitpunkt der letzten Regelblutung). Rein statistisch gesehen sind die Frauen dann im Durchschnitt zu diesem Zeitpunkt 51 Jahre alt.

»Grünfutter« schiebt das Altern hinaus

Vom biologischen Standpunkt her sind die Wechseljahre und die damit verbundenen Hormonverluste ein entscheidender Schritt in Richtung »Alterung«. Wann wir in diese Lebensphase kommen, hängt von einer Reihe persönlicher Faktoren ab, die wir teilweise mitbestimmen können. So kommen Raucherinnen im Schnitt etwa ein bis zwei Jahre früher in die Menopause als Nichtraucherinnen. Somit begünstigt der »Glimmstängel« auch in dieser Hinsicht den vorgezogenen Alterungsprozess. Auch die Tatsache, ob Frauen ein Kind geboren haben oder nicht, beeinflussen diesen Zeitpunkt. Mütter kommen (rein statistisch betrachtet) später in die Wechseljahre als Frauen ohne Nachwuchs. Interessant ist die Tatsache, dass Frauen, die sehr schlank sind, häufig zu einem früheren Zeitpunkt ihre letzte Regelblutung haben als jene, die etwas fülliger sind. Das ist erklärbar, denn Östrogene werden nicht nur in den Eierstöcken, sondern auch im Fettgewebe produziert, und bei jenen Frauen, die etwas »Speck auf der Hüfte« haben, läuft eben dort noch die Hormonproduktion ab, auch wenn die weibliche Quelle im Unterleib bereits zu versiegen beginnt. Somit ist »superschlank« nicht wirklich erstrebenswert, aber Übergewicht leider auch nicht, denn dieses geht mit einem erhöhten Krebsrisiko für die Unterleibsorgane und die Brust einher.

Frauen mit Vorliebe für »Grünfutter« (vor allem Gemüse!) sind gut dran – sie altern später, zumindest in Bezug auf ihren Hormonstoffwechsel. Im grünen Gemüse, wie beispielsweise in Brokkoli, in Kohlrabi, Kohl, Meerrettich und Kresse, sind bioaktive Pflanzeninhaltsstoffe (zum Beispiel Glucosinolate) enthalten, die den Hormonhaushalt der Frau »aufmöbeln«. In einer japanischen Studie wurden Frauen im Alter von 35 bis 54 Jahren über einen Zeitraum von sechs Jahren hinweg hinsichtlich ihres Menopauseneintritts beobachtet. Bei jenen Frauen, die regelmäßig grünes (und auch gelbes) Gemüse aßen, war der Zeitpunkt der letzten Regelblutung im Schnitt um fast zwei Jahre verzögert, im Vergleich zu jenen, die wenig »Grünfutter« konsumierten.

→ *siehe Kapitel 18: »Ernährung und Nährstoffe auf einen Blick«*

Mir ist so heiß – nicht unterkriegen lassen

Für die Beschwerden, die sich bei den Frauen während der Wechseljahre einstellen können, ist nicht nur die nachlassende Östrogenproduktion, sondern auch die Verminderung anderer weiblicher Hormone (zum Beispiel Progesteron) verantwortlich. Des Weiteren schwinden vitalitätserhaltende Hormone (beispielsweise Testosteron, Wachstumshormone) mit zunehmendem Alter, welche die Lebensqualität beeinträchtigen können. In Deutschland können etwa 70 Prozent der Frauen in dieser Lebensphase

»ein Lied davon singen«. Sie leiden unter Hitzewallungen, Schweißausbrüchen, Stimmungsschwankungen, Angstzuständen und Schlafstörungen (siehe Tabelle 11). Auch das Risiko für Herz-Kreislauf-Erkrankungen und Osteoporose steigt jenseits der Menopause sprunghaft an (siehe Tabelle 12, Seite 89). Bei 20 Prozent der Betroffenen sind die Wechseljahresbeschwerden sogar so stark, dass sie nur eingeschränkt arbeitsfähig sind. Damit ist für viele Frauen diese Lebensphase, die eigentlich neue Möglichkeiten der Orientierung bietet, teilweise erheblich belastet.

Tabelle 11: So können sie aussehen – die Wechseljahre
Typische Symptome (Beispiele) nach ihrer Häufigkeit

Symptom	Häufigkeit in Prozent
Leistungsminderung	65 - 70
Depressive Verstimmungen	60 - 70
Schlafstörungen	60 - 65
Hitzewallungen/vermehrtes Schwitzen	55 - 60
Abnahme der sexuellen Lust	55 - 60
Reizbarkeit/Angstzustände	50 - 55

Eine Hormonersatztherapie sollte individuell angepasst werden

In den vergangenen Jahrzehnten bekamen Frauen mit klimakterisch bedingten Beschwerden nach dem »Gießkannenprinzip« Hormone (Östrogene bzw. Östrogen/Gestagen-Kombinationen) verordnet. Spätestens seit große Studien zeigen konnten, dass eine solche langfristig angelegte Hormonanwendung mit erhöhten gesundheitlichen Risiken einhergeht, ist man mit der Verordnung etwas vorsichtiger geworden. So hatte man in diesen groß anlegten Untersuchungen mit Tausenden von Frauen festgestellt, dass sich durch die Hormongaben das Risiko für Blutgefäßerkrankungen und Brustkrebs erhöhen kann.

Tabelle 12: Hormonschwund – mögliche Folgen jenseits der Menopause

Anstieg des Herz-Kreislauf-Risikos
Figurveränderungen
Gewichtsprobleme
Haarverlust (Kopf)
Hautalterung, Faltenbildung
Osteoporose
Scheidentrockenheit
Sexuelle Unlust
Ungewollter Urinabgang (Inkontinenz)
Vermehrte Haarbildung im Gesicht (»Damenbart«)

Letztendlich muss die Verordnung einer Hormonersatztherapie der Arzt in Abhängigkeit vom Leidensdruck der Patientin entscheiden. Für Frauen, die unter Wechseljahresbeschwerden extrem zu leiden haben und auf eine gute Lebensqualität auch in dieser Lebensphase nicht verzichten möchten, kann die Hormonersatztherapie in vielen Fällen hilfreich sein. Allerdings sollten natürliche Hormone den synthetischen vorgezogen werden, denn nur sie entsprechen den körpereigenen Strukturen, das heißt, sie sind in ihrer biochemischen Struktur identisch mit den körpereigenen Hormonen. Sie werden im Körper in der Regel besser verwertet und sind meist auch besser verträglich als die synthetischen Hormone. Ebenso wichtig ist die individuelle Dosierung. Die Hormonersatztherapie sollte »maßgeschneidert« sein, die gesundheitliche Situation der einzelnen Frau und ihre persönlichen Wünsche sollten berücksichtigt werden. Vor Beginn der Behandlung wird der Arzt aus dem Blut den aktuellen Hormonstatus ermitteln, um darauf aufbauend eine individuelle Hormonrezeptur zu verordnen, die dann in einer speziellen Apotheke angefertigt wird.

Hitzefrei mit Phytoöstrogenen

Ja, es gibt sie - die pflanzlichen »Hormone« (Phytoöstrogene). Sie stecken in Gemüse wie beispielsweise Brokkoli oder Kohl, in Keimlingen und Sprossen, in Leinsamen und in Soja! Vor allem die im Leinsamen vorkommenden Lignane und die in Soja und sojahaltiger Kost (zum Beispiel Tofu) enthaltenen Isoflavone sind hierbei interessant. Diese Substanzen können bei Wechseljahresbeschwerden gute Dienste leisten - darauf deuten eine Reihe von wissenschaftlichen Untersuchungen hin. Sie wirken sanft modulierend, denn ihre Wirksamkeit ist deutlich schwächer ausgeprägt als die der körpereigenen Östrogene. Sie sind in ihrer Struktur dem bei Frauen vorherrschenden Östrogen (17-β-Östradiol) ähnlich und können so die »Andockstellen«, die normalerweise für die weiblichen Östrogene vorgesehen sind, besetzen. Inzwischen weiß man, dass es zwei verschiedene von diesen »Andockstellen« (Hormonrezeptoren) gibt, die in einem ausgeglichenen Verhältnis zueinanderstehen sollten. Phytoöstrogene können dabei helfen, das »Yin-Yang« der Hormone auszubalancieren.

→ *siehe Kapitel 18: »Ernährung und Nährstoffe auf einen Blick«*

Isoflavone aus Soja und Rotklee

In Asien ist der Begriff »Wechseljahresbeschwerden« kaum bekannt. Tatsächlich kommen bei den dortigen Frauen die lästigen Begleiterscheinungen weniger vor als bei den westlichen Frauen. Das ist sicherlich zum Großteil über die typisch asiatische Ernährungsweise erklärbar, denn diese ist reich an Phytoöstrogenen (Isoflavonen), die über Soja (möglichst nicht gentechnisch verändert), Tofu und beispielsweise Miso aufgenommen werden. Auf diesem Weg konsumieren die Japanerinnen täglich im Schnitt zehnmal mehr von diesen Pflanzenhormonen, als wir Europäerinnen das tun.

→ *siehe Kapitel 18: »Ernährung und Nährstoffe auf einen Blick«*

**Tabelle 13: Gender nutrition –
Hormonfreundliche Lebensmittel für die Frau**

Lebensmittel	Hormonfreundliche Inhaltsstoffe	Wirkung
Sojamilch, Tofu, Miso, Sojamehl	Isoflavone	Linderung von Wechseljahresbeschwerden, Gefäßschutz, positive Wirkung auf Knochen und Haut
Leinsamen	Lignane	Positiver Einfluss auf Wechseljahresbeschwerden, gut für die Verdauung
Brokkoli, Kohl, Kresse	Glucosinolate	Günstiger Einfluss auf die Hormonbalance

Tatsächlich haben Studien gezeigt, dass sich mit der Zufuhr von Isoflavonen aus Soja, sojahaltiger Kost und Rotklee Beschwerden, wie zum Beispiel Hitzewallungen, Schweißausbrüche oder Schlafstörungen, bessern können. Wichtig ist hier allerdings der Hinweis auf die gesunde Darmflora. Denn nur, wenn die in Ordnung ist, klappt das auch mit der Wirkung der Isoflavone bei den Wechseljahressymptomen. Die Darmkeime sind nämlich für die Verstoffwechselung und Aktivierung der Isoflavonstrukturen zuständig. Wer beispielsweise öfter ein Antibiotikum eingenommen hat, der hat seinen »Bakterienrasen« im Darm »gemäht«, und dann muss gegebenenfalls zunächst einmal eine Darmsanierung mit den »guten« Darmkeimen (Probiotika) durchgeführt werden, damit die Isoflavone auch in die hormonaktiven Reaktionsprodukte umgebaut werden können. Besonders empfehlenswert sind Produkte, die die wirksamen Komponenten aus Soja und Rotklee direkt enthalten und die Darmbakterien hier nicht noch besonders aktiv werden müssen.

Auch Varianten, die zusätzlich die afrikanische Schwarzbohne enthalten, sind empfehlenswert, denn die Hülsenfrucht liefert zusätzlich eine interessante Aminosäure (5-Hydroxytryptophan = 5-HTP). Diese dient dem Körper als Vorstufe bei der Herstellung des bereits erwähnten Nervenbotenstoffs Serotonin, was sich letztlich positiv auf die Stimmung und die Psyche auswirken kann. Ebenso können Phytomelatonin aus der Sauerkirsche, Melatonin und Ashwagandha unterstützend wirken.

Sexualität ab jetzt »kleingeschrieben«?

Vermutlich würden es die erwachsenen Kinder oder gar die Enkel nicht für möglich halten, aber Frauen verlieren nicht zwangsweise das Interesse an Sexualität, nur weil sie älter werden – ganz im Gegenteil. Viele erleben nach Jahren der sexuellen Unsicherheit oder Unzufriedenheit mit zunehmendem Alter sogar ein neues befreites Sexualleben – und für dieses gibt es grundlegend keine Altersgrenze. Interessant ist das Ergebnis einer Untersuchung, die belegt, dass auch die Wechseljahre das grundlegende sexuelle Interesse der Frauen und auch die Erregbarkeit nicht beeinträchtigen. So gibt es beispielsweise - auch wenn viele Frauen das vermuten - keinen Zusammenhang zwischen dem Östrogenstatus (der sich ja im Zuge der Wechseljahre verschlechtert) und dem grundlegenden Bedürfnis nach Sex.

Allerdings machen die körperlichen Veränderungen den Frauen nicht selten »einen Strich durch die Rechnung«. Denn so ist beispielsweise die Vagina im Laufe des Älterwerdens häufiger trocken, was zur Folge haben kann, dass der Geschlechtsverkehr schmerzt. Dazu können sich Harnwegsinfekte gesellen, die ebenfalls lästig sind, da sie mit unfreiwilligem Harnabgang oder Juckreiz und Schmerzen einhergehen und die Sexualität beeinträchtigen können.

Echte »Lustkiller« sind auch Stimmungsschwankungen oder gar chronische Erkrankungen. Am meisten betroffen sind sicherlich Frauen mit Brustkrebs - eine Erkrankung, die eine große Belastung für das weibliche Selbstwertgefühl darstellen kann. Problematisch können auch operative Eingriffe im Bereich der weiblichen Geschlechtsorgane sein, die mit schmerzhaften Verwachsungen einhergehen können.

Keine Lust? Dagegen gibt es ein Kraut

Manche Frauen schließen erleichtert mit dem Kapitel »Sex« ab. Wieder andere (und das dürfte die Mehrzahl sein) wären für eine Hilfe, die das Sexualleben erleichtern bzw. es verbessern kann, dankbar, denn wir leben in einer Zeit, die es ermöglicht, sich zu seinen sexuellen Vorlieben zu bekennen. Leider ist das für viele Frauen noch immer ein »Tabuthema«, mit dem sie sich nicht unbedingt gerne einem Arzt anvertrauen.

Wenn die sexuelle Lust nachlässt, kann die Förderung der Durchblutung im weiblichen Intimbereich hilfreich sein. Diese kann beispielsweise über die Einnahme von Hormonen erreicht werden. Aber, wie bereits erwähnt, stehen Frauen der Gabe von synthetischen Hormonen inzwischen vielfach kritisch gegenüber und begrüßen in der Regel gut verträgliche Alternativen aus der Natur. Die Blätter der Damiana, einer Malvenart sind reich an hochwertigen Pflanzeninhaltsstoffen. Diese wirken aphrodisierend und stärken somit das Lustempfinden. Sie fördern aber auch die Durchblutung, wirken entspannend und lösen Angstzustände auf. Das Wissen um diese Arzneipflanze war den Mayas in Mittelamerika schon vor Tausenden von Jahren bekannt. In pflanzlichen Arzneimitteln können heutzutage die standardisierten Inhaltsstoffe aus den getrockneten Blättern der Pflanze angereichert werden – ein echter »Lustgewinn«.

WECHSELJAHRE SIND KEIN ENDE – SIE SIND EIN NEUBEGINN UNTER NEUEN VORZEICHEN.

10 DIE TAGE VOR DEN TAGEN: PRÄMENSTRUELLES SYNDROM

Welcher PMS-Typ sind Sie?

Es ist mal wieder so weit: Die Periode naht und mit ihr für viele Frauen auch die unangenehmen »Tage vor den Tagen«. Fast drei Viertel aller Frauen im gebärfähigen Alter leiden in der zweiten Zyklushälfte unter den verschiedensten Symptomen an Körper und Seele. Bei einigen Betroffenen sind die Beschwerden so stark, dass sie sogar arbeitsunfähig sind. Nach dem Einsetzen der Menstruation normalisieren sich die Symptome in der Regel wieder. Die Bandbreite der lästigen Begleiterscheinungen ist groß: Über 150 Symptome, die dem Prämenstruellen Syndrom (PMS) zugeordnet werden, sind bekannt.

Es gibt Frauen, die leiden während dieser Zeit unter Bauchschmerzen, Übelkeit, Müdigkeit und Erschöpfung. Wieder andere könnten den ganzen Kühlschrank leer essen oder, noch besser, den Vorrat mit den Süßigkeiten. Bei einigen Frauen macht die Haut Probleme: Es sprießen die Pickel. Meistens herrschen aber bestimmte »Leitsymptome« vor, wie beispielsweise schmerzhaftes Brustspannen, Gewichtszunahme, Stimmungsschwankungen und Schlafstörungen.

Tabelle 14: Bin ich das? Mit diesen »Hauptsymptomen« kann sich das prämenstruelle Syndrom zeigen

PMS-A-Typ (Anxiety)	• Ängstlichkeit • Reizbarkeit • Nervosität
PMS-H-Typ (Hydratation)	• Wassereinlagerungen • Gewichtszunahme • Schmerzhaftes Brustspannen
PMS-C-Typ (Craving):	• Heißhunger (vor allem auf »Süßes«) • Müdigkeit • Migräne
PMS-D-Typ (Depression)	• Depressive Verstimmung • Gestörter Nachtschlaf • Antriebslosigkeit

Mit vielen Frauen ist während dieser Zeit »nicht gut Kirschen essen«. Sie sind reizbar, nervös oder ängstlich (PMS-A Anxiety-Typ). Andere leiden unter Wassereinlagerungen zum Beispiel in Beinen und Füßen und unter Gewichtszunahme. Bei ihnen können sich auch Spannungsgefühle in der Brust bemerkbar machen (PMS-H Hydratation-Typ). Wieder andere entwickeln einen Heißhunger, beispielsweise auf Süßes und könnten fortlaufend sämtliche Leckereien in sich hineinstopfen. Zum gesteigerten Appetit kommt bei diesem PMS-Typ häufig auch noch eine Migräne (PMS-C Craving-Typ). Und dann sind da noch die Frauen, die vor der Periode »schlecht drauf sind« und pessimistisch in den Tag gehen. Sie sind antriebslos, haben auf nichts richtig Lust und können in dieser Zeit schlecht schlafen (PMS-D Depression -Typ).

Aber: Wer »seinen« PMS-Typ kennt, kann durch Änderungen in seinem Lebensstil und die richtige Ernährung gezielt gegensteuern und dem Prämenstruellen Syndrom mit seinen lästigen Beschwerden »ein Schnippchen schlagen«.

»Cross-Talk« zwischen Hormonen und Psyche

Was sind nun die Ursachen für diese Beschwerden? So ganz genau weiß man nicht, warum es manche Frauen »trifft« und andere wiederum ohne Probleme durch den Zyklus kommen, aber es gibt eine Reihe von Hinweisen auf die zugrunde liegenden Ursachen.

Naheliegend ist: Die weiblichen Hormone spielen eine Rolle. Während in der ersten Zyklushälfte vor allem Östrogene und andere Hormone, die wichtig für den Eisprung sind, gebildet werden, nimmt in der zweiten Zyklushälfte die Produktion von Gestagenen (zum Beispiel Progesteron) überhand. Das ist ein völlig normaler Vorgang.

Aber nicht immer klappt dieses Wechselspiel der Hormone reibungslos und nicht alle Frauen kommen mit diesem Auf und Ab der verschiedenen Hormone gut klar. Einige reagieren sehr empfindlich auf diese Veränderungen und prompt spielt ihr Körper verrückt. Die Kommandozentralen für die Herstellung dieser frauentypischen Hormone sitzen im Gehirn. Dort entstehen aber auch Gefühle und Empfindungen wie Trauer, Wut oder Glück und zwischen dem hormonellen und dem psychischen System gibt es Verbindungen – die beiden Systeme tauschen sich nicht nur aus, sondern scheinen sich auch gegenseitig Befehle zu erteilen.

Bei vielen Frauen mit PMS (vor allem PMS-Typ C Craving) liegt beispielsweise ein Mangel am »Stimmungsmacher« Serotonin vor. Dieser Nervenbotenstoff ist für die gute Laune zuständig und beeinflusst auch das Hungergefühl. Ein Mangel an Serotonin ist die (Mit)Ursache für die Stimmungsschwankungen und den Heißhunger. Auch die Ernährung spielt eine Rolle. Ein Mangel an Vitaminen (beispielsweise B-Vitamine), Mineralstoffen (zum Beispiel Magnesium) und an wertvollen Fettsäuren kann das PMS ebenfalls begünstigen. Manchmal können auch Kaffee, Tee oder Alkohol die Beschwerden verschlimmern. Beim PMS-D-Typ kommt es häufig zu einer Verschlechterung der Stimmung. Trübe Gedanken machen sich breit, wobei es sogar zu einer Depression kommen kann, die sehr belastend erlebt wird.

Raus aus dem Tief – so machen Sie die Tage vor den Tagen erträglicher

Gegen die »Graustimmung« hilft häufig ein Anheben des Serotoninspiegels. Das gelingt mit Medikamenten (zum Beispiel mit den sogenannten »Selektiven Serotoninwiederaufnahmehemmern«) aus der Apotheke. Diese müssen allerdings vom Arzt verordnet werden. Die körpereigene Produktion kann man aber durchaus auch mit einfachen Maßnahmen selbst unterstützen. So ist die Zufuhr des Eiweißstoffs L-Tryptophan wichtig, denn das ist die Vorstufe, aus der das Gehirn den »Stimmungsmacher« Serotonin herstellt. L-Tryptophan findet sich vor allem in bestimmten Käsesorten wie beispielsweise in Emmentaler Käse oder Camembert, aber auch beispielsweise in Nüssen oder Fleisch.

Über den Darm gelangt L-Tryptophan ins Blut und von dort ins Gehirn. Am besten »rutscht« dieser Eiweißstoff in die »grauen Zellen«, wenn man Kohlenhydrate (komplexe, nicht in Form von Weißmehlprodukten) dazu verzehrt, also zum Beispiel ein Vollkornbrot mit dickem Käsebelag. Unter dem Einfluss von Serotonin wird das Hungergefühl gedrosselt und das Sättigungsgefühl stellt sich leichter ein. Da dieser wichtige Nervenbotenstoff auch der »Taktgeber« für einen gesunden Schlaf ist, kann es unter dem Anstieg von Serotonin auch zu einer deutlichen Verbesserung des gestörten Nachtschlafs kommen.

Allerdings braucht der Körper für die Herstellung von Serotonin zusätzliche »Helfer«, in Form von Vitamin B2 (= Riboflavin), Vitamin B6 und Vitamin C. Diese Vitalstoffe sind als Co-Faktoren an der Serotoninproduktion mitbeteiligt und unverzichtbar.

→ *siehe Kapitel 18: »Ernährung und Nährstoffe auf einen Blick«*

Mein Tipp

Großmutters heiße Milch am Abend ist gar nicht so verkehrt, denn in ihr steckt der Eiweißstoff L-Tryptophan. Oder gönnen Sie sich ein schönes warmes Bad vor dem Zubettgehen – zum Beispiel mit Rosenöl (Apotheke). Das entspannt und hilft dabei, den Stress des Tages abzubauen und zur Ruhe zu kommen.

Mönchspfeffer – Pflanzenkraft für die Problemtage

Vielleicht haben Sie nicht oder nicht nur mit dem Prämenstruellen Syndrom zu kämpfen, sondern Ihre Monatsblutung kommt unregelmäßig, dauert zu lang oder die Blutung ist zu schwach? Das ist ein Fall für den Mönchspfeffer (Vitex agnus castus). Aus den Früchten der schon seit dem Altertum bekannten Heilpflanze können Extrakte gewonnen werden, die hilfreiche Wirkungen entfalten können. So beeinflussen die Mönchspfefferfrüchte Bereiche des Gehirns, die an der Freisetzung bestimmter Hormone beteiligt sind. Im Hypophysen-Vorderlappen wird zum Beispiel das Hormon Prolaktin gebildet. Dieses ist eigentlich im Zuge der Schwangerschaft unter anderem für die Anregung der Milchproduktion und somit für das Stillen wichtig. Bei Frauen mit Zyklusstörungen oder auch dem Prämenstruellen Syndrom ist der Prolaktinspiegel – auch ohne bestehende Schwangerschaft – deutlich erhöht. Die problematischen Begleiterscheinungen, wie beispielsweise schmerzhaftes Brustspannen, Wassereinlagerungen, Gewichtszunahme an den »Tagen vor den Tagen«, werden mit der hohen Konzentration dieses Hormons erklärt.

In wissenschaftlichen Untersuchungen konnte gezeigt werden, dass die Keuschlammfrüchte – wie die Mönchspfefferfrüchte auch bezeichnet werden – den erhöhten Prolaktinspiegel senken und die damit einhergehenden Beschwerden mindern können. Auch bei ausbleibenden Schwangerschaften (infolge eines zu hohen Prolaktinspiegels) wurden hier schon Erfolge erzielt. Interessant ist auch die Wirkung eines solchen Extrakts auf den Gehirnbereich, der für die Stimmung mit zuständig ist. Dank der Wirkung dort im Zentralnervensystem werden Prozesse angestoßen, die für bessere Laune und für Antrieb sorgen. Empfehlenswert ist es, das Produkt als pflanzliches Arzneimittel anzuwenden. Allerdings muss man sich etwas in Geduld üben. Es kann schon zwei bis drei Monate dauern, bis sich Verbesserungen einstellen.

Tabelle 15: Gender nutrition – Zyklusfreundliche Lebensmittel für die Frau

Lebensmittel	Zyklusfreundliche Inhaltsstoffe	Wirkung bei Zyklusstörungen / PMS
Käse	L-Tryptophan	Serotoninproduktion, Psyche, Schlaf, Sättigung
Vollwertkost, Hülsenfrüchte, Fleisch	Vitamine B_2, B_6	Hilfsstoffe der Serotoninsynthese
Gemüse, Obst	Vitamin C	Hilfsstoff der Serotoninsynthese
Vollwertgetreide, Nüsse, Sonnenblumenkerne, Weizenkleie, Bananen	Magnesium	Entspannung und Entkrampfung
Fisch, Meeresfrüchte, Fleisch	Zink	Fettsäurestoffwechsel, Haut
Borretschöl	Gamma-Linolen-säure	Fettsäurestoffwechsel, Haut
Yamswurzel	Diosgenin	Unterstützung des Zyklus, Ausgleich (»progesteronähnlich«) von Hormon-Ungleichgewichten

Magnesium entkrampft

Häufig haben die betroffenen »PMS-Frauen« (vor allem vom Typ C Craving) mit Bauch- bzw. krampfartigen Unterleibsschmerzen zu kämpfen. Hier kann der Mineralstoff Magnesium gute Dienste leisten, denn dieser spezielle »Muskelfreund« entkrampft und beruhigt zudem die Nerven, von denen wir im Bauchraum (nicht nur im Kopf!) auch jede Menge haben. Studien haben gezeigt, dass Beschwerden wie zum Beispiel Migräne, Spannungszustände in der Brust oder auch depressive Verstimmungen durch Magnesium günstig beeinflusst werden können. Der Mineralstoff kommt vor allem in (Vollwert)Getreide, Weizenkleie, Sonnenblumenkernen, Nüssen und Kakaopulver vor. Leider ist eine gute Magnesiumversorgung in der heutigen Zeit vielfach fraglich, denn wer beispielsweise unter Verdauungsproblemen leidet, sich einer Diät unterzieht, gerne ein Gläßchen Alkohol trinkt, Stress hat oder beispielsweise die Antibabypille, Abführmittel und andere Medikamente zuführt, der ist häufig mit Magnesium unterversorgt.

→ *siehe Kapitel 18: »Ernährung und Nährstoffe auf einen Blick«*

Den Hormonhaushalt mit Naturstoffen »ölen«

Es gibt eine Reihe von Pflanzen, die Frauen durch den Zyklus helfen können. Auch das Prämenstruelle Syndrom ist durch die Heilpflanzen positiv beeinflussbar. Aus den Samen des Gurkengewächses Borretsch beispielsweise kann ein Öl gewonnen werden, das Frauen - nicht nur beim Prämenstruellen Syndrom - gute Dienste leisten kann. Borretschsamenöl ist reich an wertvollen Fettsäuren, die der weibliche Organismus für die Herstellung von wichtigen Gewebshormonen benötigt. Häufig liegt bei Frauen mit Zyklusbeschwerden oder Prämenstruellem Syndrom (vor allem vom PMS Typ A Anxiety oder auch vom PMS Typ C Craving) eine Störung im Fettsäurestoffwechsel vor und die Umwandlung in die lebensnotwendige Gamma-Linolensäure klappt nicht. In der Folge werden wichtige Gewebshormone, die beispielsweise für das Schmerzempfinden von Bedeutung sind, nicht in ausreichendem Maß hergestellt. Bei einem Mangel an Gamma-Linolensäure können sich vor allem im Bereich der Haut Probleme zeigen: Sie neigt zur Trockenheit, Pustelbildung und kann jucken. Die Anwendung von Borretschöl und den darin enthaltenen wertvollen Fettsäuren begünstigt die Bereitstellung fehlender Gewebshormone und hat bei PMS gute Wirkungen gezeigt. Auch Vitamin B6-, Magnesium- und Zinkgaben sind hilfreich, denn diese »Hilfsstoffe« werden für die körpereigene Bereitstellung der Gamma-Linolensäure (Umwandlung aus Linolsäure) benötigt. Bei einem Mangel an diesen Mikronährstoffen wird die Herstellung der Gamma-Linolensäure ebenfalls bzw. zusätzlich beeinträchtigt sein. Hier sind dann zum Beispiel Vollkornbrot, Hülsenfrüchte und Fisch gefragt.

→ *siehe Kapitel 18: »Ernährung und Nährstoffe auf einen Blick«*

Yams – die Frauenwurzel

Bereits die Ureinwohner Nordamerikas schätzten die Yamswurzel als inhaltsstarke Nahrungs-Knolle – daher auch ihr Name »Brotwurzel«. Traditionell ist dieses Nahrungsmittel von verschiedenen Urvölkern auch als Heilmittel in der Frauenheilkunde angewendet worden. Zu seinen interessantesten Inhaltsstoffen zählt das Diosgenin, das dem körpereigenen Gelbkörperhormon (Progesteron) sehr ähnlich ist. Bei Frauen mit Prämenstruellem Syndrom, aber auch bei jenen, die von starken Regelschmerzen geplagt sind oder unter Wechseljahresbeschwerden leiden, kann die Anwendung der Yamswurzel (zum Beispiel in Kapselform) hilfreich sein, denn in diesen Fällen liegt häufig ein Ungleichgewicht zwischen den körpereigenen Hormonen (Östrogenen und Progesteron), zu Ungunsten des Progesterons vor. Frauen mit einem Progesteronmangel (bzw. Östrogenüberschuss) leiden auch häufiger unter Akne, Haarausfall, verminderter sexueller Lust und kalten Händen oder Füßen. Aber Achtung: Die Yamswurzel ist nicht für schwangere Frauen geeignet!

→ *siehe Kapitel 18: »Ernährung und Nährstoffe auf einen Blick«*

» WENN HORMONE ACHTERBAHN FAHREN, BRAUCHT DER KÖRPER KEINE KRITIK, SONDERN VERSTÄNDNIS.

11 DER WEIBLICHE DARM IST ANDERS

Im Darm da tut sich was

Es hat sich inzwischen herumgesprochen: Der Darm ist weit mehr als nur ein Schlauch, durch den der Speisebrei hindurch wandert. Tatsächlich spielt das lange Zeit unterschätzte Organ für unsere Gesundheit eine immens wichtige Rolle. Der Darm ist zum Beispiel unser größtes immunologisches Organ: Etwa 80 Prozent der Immunzellen sitzen hier. Mit dabei sind spezialisierte »Abfangjäger«, die Fremdes auffressen und verdauen. Ebenso finden wir im Darm weiße Blutkörperchen (Lymphozyten), die für fremde Eindringlinge »maßgeschneiderte« Kampfstoffe (Immunglobuline) herstellen. Ganz entscheidend unterstützt wird der Darm in dieser Abwehrfunktion von den »guten« Darmbakterien – und von diesen haben wir in einem gesunden Darm massenhaft: 100 Billionen (= 100.000.000.000.000) Bakterien, also zehnmal mehr, als wir Körperzellen besitzen, machen es sich in unserer Verdauungshöhle bequem. So richtig »wuselig« wird es erst im Dickdarm – dort tummeln sich die meisten Bakterien, auch die Artenvielfalt ist hier am größten – schließlich gibt es da das beste Futter für Keime: die unverdauten Bestandteile der Nahrung (die Ballaststoffe), über die sich die Darmbewohner nun hermachen können.

Auch in Sachen »gute Laune« beziehungsweise »depressive Verstimmung« hat der Darm ein entscheidendes Wörtchen mitzureden: In der Darmwand sitzt ein komplexes Geflecht aus Millionen von Nervenzellen, die »ihren eigenen Kopf« haben und dem Gehirn Befehle geben. In diesem Bauchhirn gehen wichtige Vorgänge vonstatten, die für unsere Psyche von Bedeutung sind. So wird dort beispielsweise wesentlich mehr vom Glücklichmacher Serotonin hergestellt als im Kopfhirn.

Serotonin spielt aber nicht nur für das Wohlbefinden eine wichtige Rolle, sondern auch für die Schmerzempfindung (siehe Reizdarmsyndrom, nächste Seite). Daher ist es verständlich, wenn belastende Ereignisse uns den Appetit nehmen, unsere Verdauung beeinträchtigen können und sich Schmerzen und Befindlichkeitsstörungen im Bauch (zum Beispiel Bauchschmerzen, Völlegefühl) einstellen. Die Darmfunktion und speziell die in diesem Organ angesiedelten Bakterien sind somit auch für die seelische Gesundheit von Bedeutung.

Frauen haben den längeren Darm – und mehr Verdauungsbeschwerden

Frauen leiden häufiger unter Verdauungsstörungen, Blähungen und Nahrungsmittelunverträglichkeiten (als Männer). Warum ist das so?

Interessant ist in diesem Zusammenhang, dass der weibliche Dickdarm in der Regel länger ist als jener der männlichen Zeitgenossen. Das kann bei der Entstehung von Völlegefühl, Bauchschmerzen und Blähungen eine Rolle spielen, denn die anderen Verdauungsorgane haben so weniger Platz im Bauchraum und müssen näher zusammenrücken.

Auch die weiblichen Hormone haben Einfluss auf die Verdauung – so kann es im Rahmen von Hormonschwankungen bzw. -veränderungen (zum Beispiel im Verlauf des Monatszyklus' oder während der Wechseljahre) zu den bereits erwähnten Symptomen oder auch zu Darmträgheit kommen.

Und zudem essen Frauen im Allgemeinen gerne Süßes, Kuchen und andere Schlemmereien, die häufig arm an Ballaststoffen sind. Die »guten« Bakterien bekommen dann wenig Futter und können sich nicht optimal vermehren. Keime, die uns weniger guttun oder uns sogar krank machen können (beispielsweise Durchfallerkrankungen auslösen), haben dadurch leichtes Spiel und können die freigewordenen »Plätze« an der Darmschleimhaut problemlos besetzen.

Auch Medikamente, die von Frauen – wie bereits erwähnt – vermehrt angewendet werden, können der Darmflora zusetzen. Hier sind unter anderem Antibiotika und Schmerzmittel, aber auch Hormone zu nennen.

Ebenso werden die wichtigen Darmbakterien von negativem Stress, Leistungsdruck und Belastungen »gestresst«. Mikrobiologische Untersuchungen haben gezeigt, dass sich das Keimspektrum im Darm bei psychischen Belastungen, Ärger und Mobbing verändern kann. Die »guten« Bakterien halten es dort dann nur schwer aus. Und schließlich ist da noch das empfindliche Bauchhirn mit seinen sensiblen Nerven. Wen wundert es, dass in diesen Fällen der Darm »streikt«?

Reizdarmsyndrom – wenn Frauen mit ihrem Darm auf »Kriegsfuß« stehen

Das Essen war mal wieder üppig und nun zwickt und zwackt es im Bauch. Das kennen wir alle. Meistens vergehen die unangenehmen Verdauungsbeschwerden wieder von selbst. Aber für etwa 12 Millionen Menschen – vor allem für Frauen – in Deutschland ist die Sache ernster. Sie leiden mehr oder weniger dauerhaft unter stechenden oder krampfartigen Bauchschmerzen, die an mehreren, unterschiedlichen Stellen im Bauchraum auftreten können, an verändertem Stuhlverhalten und häufigen Blähungen. Die Bauchkrämpfe können manchmal den ganzen Tag anhalten und Verstopfung und Durchfall können sich abwechseln. Häufig geht mit dem Stuhl auch Schleim ab. Der Darm ist »gereizt« und nicht mehr so einfach zu beruhigen. Dabei können die Beschwerden manchmal tage- oder wochenlang anhalten und sich dann wieder bessern. Am meisten betroffen sind Personen mittleren Alters – Frauen etwa zwei- bis dreimal so häufig wie Männer. Alarmsignale wie zum Beispiel Blut im Stuhl, Fieber oder unerklärlicher Gewichtsverlust, die eher auf eine ernste organische Erkrankung hindeuten, fehlen bei dieser Darmstörung. Eine diagnostische Abklärung ist hier unerlässlich.

Tabelle 16: So kann sich das Reizdarmsyndrom zeigen

Bauchkrämpfe
Blähungen
Durchfall
Schmerzerleichterung nach Stuhlgang
Stuhl mit Schleimabgang
Veränderte Stuhlform (wässrig oder sehr hart)
Verstopfung

Obwohl das Beschwerdebild des »Reizdarms« nicht lebensbedrohlich ist, kann es für die Betroffenen schwierig werden, ihren Alltag zu meistern. Da die Symptome jener der Nahrungsmittelallergien oder auch entzündungsbedingter Darmkrankheiten ähneln können, tappen Ärzte und Betroffene oft lange Zeit im Dunkeln. Erst wenn die schmerzhaften Bauchkrämpfe innerhalb eines Jahres für insgesamt mindestens drei Monate bestehen und sich während dieser Zeit die Häufigkeit des Stuhlgangs (zu oft oder zu selten) sowie die Stuhlbeschaffenheit (zu wässrig, zu hart) geändert hat bzw. nach dem Absetzen des Stuhls eine Schmerzerleichterung erfolgt, kann man (nach Abklärung anderer möglicher Erkrankungen des Verdauungsapparates) von einem Reizdarmsyndrom ausgehen.

Das Bauchhirn ist gereizt

Die Vorgänge sind komplex. Die Durchmischung und der Weitertransport des Speisebreis erfolgt normalerweise durch die Mitarbeit spezieller Muskelzellen, die in der Darmwand sitzen. Diese schieben den Darminhalt in gleichförmigen, rhythmischen Bewegungen nach unten. Das sieht bei Reizdarmgeplagten anders aus. Bei ihnen ist die Darmbeweglichkeit gestört – der Darm zieht sich oft in kurzen, schnell hintereinander geschalteten Bewegungen zusammen. Der Darminhalt rauscht entweder zu schnell durch (Durchfall) oder er bleibt schwer wie Blei liegen (Verstopfung).

Außerdem ist die Schmerzschwelle bei den Betroffenen erniedrigt – sie reagieren oft bereits auf normale Darmbewegungen mit einer entsprechenden Schmerzempfindlichkeit. Manchmal reicht schon der enge Hosenknopf oder der einschneidende Rockbund. Die sensiblen Nerven des Bauchhirns sind hier besonders in »Habachtstellung«. Man geht davon aus, dass der bereits erwähnte Nervenbotenstoff Serotonin, der vom Nervengeflecht in der Darmwand gebildet wird, bei der Schmerzweiterleitung zum Gehirn (Darm-Hirn-Achse) eine wichtige Rolle spielt. Serotonin ist auch für die Anspannung und Erschlaffung der Darmmuskulatur von Bedeutung. Es kommt vielleicht zu fehlerhaften Befehlen zwischen Bauchhirn und Muskulatur. Stress und/oder seelische Belastungen können das sensible Gleichgewicht stören. Auch Medikamente (zum Beispiel Antibiotika), Nahrungsmittelunverträglichkeiten (beispielsweise Laktose-, Gluten-Unverträglichkeit) und bakteriell bedingte Infektionen können ein Reizdarmsyndrom begünstigen. Häufig kommt es im Zuge der Krankheitsentwicklung zu einer Verschiebung des Keimprofils im Darm, dann fehlt es an »guten« Keimen. Daher ist es grundlegend sinnvoll, unter anderem auch die Darmbesiedlung zu prüfen (zum Beispiel durch Stuhlanalyse). Liegt eine Fehlbesiedlung des Darmes vor, es zweckmäßig, probiotische Keime in die Therapie miteinzubeziehen.

Probiotische Keime bringen den gereizten Darm wieder auf »Kurs«

Bei einem Reizdarmsyndrom sind die »guten« Bakterien häufig dezimiert und die Darmwand ist häufig »undicht«, wodurch Bestandteile des Darminhaltes durch die Darmwand in das Blut gelangen können. Dort können sie Reizungen bzw. Entzündungen und allergische Reaktionen auslösen. Da die schützenden Bakterien in der Minderheit sind, fehlt es beim Reizdarmsyndrom auch an einer guten immunologischen Abwehrleistung. Die Wiederherstellung der Darmbarriere ist daher beim Reizdarmsyndrom besonders wichtig.

Mein Tipp

Wenden Sie »Multi-Spezies«-Präparate mit probiotischen Keimen an. Zusätzlich sollten Sie bei der Auswahl darauf achten, dass ein solches Produkt auch »Futter« für die Bakterien enthält – wie zum Beispiel Akazienfasern oder Inulin. Damit können sich die guten Keime noch besser vermehren.

Probiotische Keime können hier gute Dienste leisten und den gereizten Darm in vielerlei Hinsicht unterstützen. Dazu liegt eine interessante wissenschaftliche Untersuchung vor. Während der vierwöchigen Anwendung von Probiotika wurde sowohl die Darmschleimhaut als auch der Stuhl von betroffenen Reizdarm-Patienten, die unter häufigen Durchfällen litten, mehrfach untersucht. Es wurde festgestellt, dass sich durch die Behandlung mit diesen Präparaten die Bakterienvielfalt im Darm erhöhte und die Darmbarriere wieder hergestellt werden konnte. Die Reizungen, Entzündungen und Überempfindlichkeiten ließen nach und die Beschwerden reduzierten sich. Damit erlangten die Studienteilnehmerinnen und -teilnehmer auch eine deutlich verbesserte Lebensqualität.

→ *siehe Kapitel 18: »Ernährung und Nährstoffe auf einen Blick«*

Frauen und Darmträgheit : Ein häufig vorkommendes Duo

Der Darm streikt bei Frauen besonders häufig. Sie sind doppelt so oft von einer chronischen Verstopfung betroffen als die Männer. Doch was ist in Sachen »Stuhlgang« schon »normal«? Da streiten sich die wissenschaftlichen Geister sehr und die individuelle Bandbreite reicht schließlich von dreimal am Tag bis zu dreimal in der Woche.

Viele naturheilkundlich versierte und ganzheitlich denkende Ärzte und Therapeuten halten es für wünschenswert, dass man täglich das »stille Örtchen« aufsucht, denn mit dem Stuhl werden ja letztlich auch Giftstoffe ausgeschieden. In der klassischen medizinischen Definition einer (chronischen) Verstopfung (»Obstipation«) ist man jedoch weniger streng. Wer seltener als dreimal in der Woche »muss«, einen harten Stuhlgang hat und/oder beim Absetzen des Stuhls pressen muss und diese Beschwerden über einen längeren Zeitraum (mehrere Wochen) bestehen, der gilt als »verstopft«.

Aber wer das »große Geschäft« nicht regelmäßig verrichten kann, der leidet - sei es »nur« unter Völlegefühl und einem aufgeblähten Bauch oder unter Mundgeruch, Kopfschmerzen, Müdigkeit und Abgeschlagenheit, die sich durch Fäulnisprodukte im Verdauungstrakt einstellen können.

Funktioniert die Verdauung nicht gut, dann können sich auch sogenannte Kotsteine in den Nischen des Darmes einnisten und sich hartnäckig dort halten. Die Kotreste sammeln sich dann stetig weiter an - der Darm »müllt« immer mehr zu.

Der »Fremdklo-Effekt« - typisch Frau

Grundlegend gibt es eine Reihe von Gründen, warum der Darm vor allem bei Frauen häufig streikt. So sind Frauen in der Regel hygieneempfindlich und scheuen sich nicht selten davor, öffentliche Toiletten (zum Beispiel in Flugzeugen, Restaurants, am Arbeitsplatz etc.) zu nutzen.

Dieser »Fremdklo-Effekt« kann dazu führen, dass dem natürlichen Darmentleerungsdruck nicht nachgegeben wird und der Zeitpunkt für das Absetzen des Stuhls somit verpasst wird. Kommt dies öfter vor, dann kann das dazu führen, dass sich dieser natürliche Druck gar nicht mehr oder nicht mehr regelmäßig einstellt. Wie schon gesagt, spielen auch die weiblichen Hormone eine Rolle. So steigt in der zweiten Zyklushälfte das Gelbkörperhormon (Progesteron) an. Dieses wirkt allgemein muskelentspannend und trägt somit auch zur Verlangsamung der Muskelbewegungen im Verdauungstrakt bei.

Tabelle 17: Medikamente, die den Darmstreik begünstigen (Beispiele)

Hustenblocker
Schmerzmittel
Psychopharmaka (Beruhigungsmittel, Mittel gegen Depressionen)
Blutdrucksenkende Mittel
Parkinsonmittel
Säureblocker (gegen überschüssige Magensäure)

Auch die Zeitnot spielt bei Frauen eine häufige Rolle. Schnell noch die Küche in Ordnung bringen, die Kinder an der Schule absetzen und dann ins Büro – hier kann sich leicht eine Verstopfung breitmachen, denn wo bleibt da die Zeit für das »stille Örtchen«? Manchmal meldet sich der Darm auch völlig »unpassend« am Arbeitsplatz oder bei sonstigen Aktivitäten, die man wegen eines Toilettengangs nicht unterbrechen möchte.

Und schließlich gibt es noch eine Reihe von Erkrankungen (zum Beispiel Multiple Sklerose, Reizdarmsyndrom, Schilddrüsenerkrankungen, depressive Verstimmungen), von denen vor allem Frauen betroffen sind und die mit Darmträgheit einhergehen können. Auch Medikamente können den Darm träge und faul werden lassen (siehe Tabelle 17, Seite 114). Hierbei sind vor allem wieder Frauen »im Boot«, denn sie konsumieren, wie bereits gesagt, besonders viele Medikamente - in jedem Fall deutlich mehr als die Herren der Schöpfung.

Her mit dem Ballast!

Sie sind für eine gesunde und geregelte Verdauung unverzichtbar: Ballaststoffe oder auch Faserstoffe genannt, die vorzugsweise in pflanzlicher Kost zu finden sind. Kuchen, Kekse, Weißbrot und Co. sind dagegen faserstoffarm. Ballaststoffe üben eine Reihe von gesundheitsfördernden Wirkungen - nicht nur auf den Darm - aus. Diese Naturstoffe quellen im Dickdarm auf - das Darm- und Stuhlvolumen wird größer, üppiger, und die Darmtätigkeit wird insgesamt angeregt. Der Stuhl ist weich - kraftvolles Pressen ist damit nicht nötig.

Wer sich überwiegend pflanzlich ernährt, wird den Speisebrei im Verdauungstrakt meist schneller wieder los und produziert höhere Stuhlgewichte (durchschnittlich 300 bis 400 Gramm täglich) als Personen, die fettreiche und faserarme Kost bevorzugen (durchschnittlich 100 bis 150 Gramm täglich). Ein weiterer Vorteil der Faserstoffe ist, dass Gifte, die im Zuge der Verdauung entstehen oder mit der Nahrung aufgenommen werden, bei einem schnellen Durchgang der Darmschleimhaut weniger anhaben können als bei langen Passagezeiten mit einer langen Kontaktzeit im Darm.

Am Ende des Verdauungsweges - im Dickdarm - stürzen sich die Darmbakterien mit Vorliebe auf diese Naturstoffe und nutzen sie als Nahrungsquelle. Die dabei frei werdende Energie liefert nicht nur den »guten« Keimen neue »Power«, sondern auch den Darmschleimhautzellen. Diese sind besonders auf den Energieschub angewiesen, ansonsten können sie ihre Aufgabe, Nährstoffe in das Blut zu schleusen und zum Beispiel allergieauslösende Stoffe zurückzuhalten, nicht erfüllen. Unter einem

Energiemangel kann sich die Darmschleimhaut so leichter entzünden. Ballaststoffe sorgen dafür, dass sich die freundlichen Darmuntermieter bestens wohlfühlen, was sie mit einer üppigen Vermehrung danken. Besonders interessant sind übrigens Akazienfasern: Sie werden im Darm gut vertragen und dienen als gezielte Nahrung bestimmter nützlicher Bakterien. Dadurch unterstützen sie die Darmflora auf besonders intelligente Weise.

→ *siehe Kapitel 18: »Ernährung und Nährstoffe auf einen Blick«*

Jetzt läuft der Stoffwechsel »rund«

Und schließlich machen Ballaststoffe satt und die Kohlenhydrate daraus werden langsam freigesetzt. Die Bauchspeicheldrüse muss nicht ständig größere Mengen an Insulin produzieren, um den Traubenzucker in die Zellen zu schaffen – das Organ wird geschont und Diabetes mellitus und Heißhungerattacken wird vorgebeugt. Auch mit den Fetten meinen es die Ballaststoffe gut: Gallensäuren werden gebunden, und um neue herzustellen, muss die Leber Cholesterin abbauen. Daher sollten Ballaststoffe Bestandteil einer cholesterinbewussten Ernährung sein. Ballaststoffe werden auch in Zusammenhang mit dem Schutz vor Darmkrebs diskutiert. Eine große Studie, an der über 400.000 Personen aus zehn europäischen Ländern teilgenommen haben, hat Folgendes gezeigt: Würden wir mehr Faserstoffe essen, hätten wir etwa halb so viele Darmkrebsfälle. Im Durchschnitt verzehren wir täglich 15 bis 25 Gramm pro Person – gefordert werden aber wenigstens 30 Gramm pro Person und Tag. Unsere Vorfahren aßen mindestens das Fünffache an Faserstoffen – die moderne Ernährung hält sich aber lieber an Fast Food und »veredelte« Lebensmittel, die kaum mehr Ballaststoffe enthalten.

Doch Vorsicht: Menschen mit bestehenden Darmerkrankungen sollten mit Ballaststoffen eher vorsichtig sein und im Zweifelsfall ihren behandelnden Arzt befragen.

→ *siehe Kapitel 18: »Ernährung und Nährstoffe auf einen Blick«*

Tabelle 18: Diese Nahrungsmittel enthalten besonders viele Ballaststoffe

Nahrungsmittel	Ballaststoffgehalt (g/100g)
Weizenkleie	45
Leinsamen	36
Kichererbsen	21
Weizenkeime	18
Linsen	11
Nüsse	7-10
Roggenschrot- und Vollkornbrot	8
Müsli	6-8
Sonnenblumenkerne	6
Beerenfrüchte	5
Fenchel	4
Orangen	2
Äpfel	2
Naturreis	2

Teufelskreis Abführmittel – davon am besten die Finger weg

»Laxantien« heißen die Zaubermittel gegen Darmträgheit. Zu Deutsch: Abführmittel. Von ihnen wird reger Gebrauch gemacht. Etwa drei Millionen Menschen – darunter vorzugsweise Frauen – versuchen mithilfe der verschiedensten pflanzlichen oder chemischen Stoffe nachzuhelfen – die Bereitschaft dazu steigt mit zunehmendem Lebensalter, wobei auch tatsächlich etwa 40 Prozent der über 60-Jährigen mit Verstopfung zu tun haben.

Die Wirkung der Stuhlhelfer beruht im Wesentlichen auf zwei Aspekten: Entweder sie sind volumensteigernd, sodass der Dickdarm gefüllt und damit zur Entleerung bereit ist, oder sie fördern die Darmbewegung, was dazu führt, dass die Nahrungsmittelreste schneller im Dickdarm landen.

Mein Tipp

Verzichten Sie auf Abführmittel! Bringen Sie den trägen Darm mit einem wasserlöslichen Ballaststoffgemisch aus speziell für den menschlichen Verzehr veredelter Maisstärke und Guarkernmehl in Schwung. Die in diesem Pulver enthaltenen Faserstoffe werden zum Teil im Dickdarm langsam fermentiert und dienen den dort ansässigen Darmbakterien als Nahrungsquelle. Etwa 50 Prozent des Ballaststoffgemischs wird mit dem Stuhl ausgeschieden. Dadurch erhöht sich das Stuhlvolumen und die Stuhlfrequenz deutlich.

Aber die Abführmittel (auch pflanzliche, wie zum Beispiel solche auf der Basis von Faulbaumrinde oder Senneskraut!) haben – vor allem bei längerfristiger Anwendung – ihre Tücken. So können sie die Darmschleimhaut schädigen und zu einem vermehrten Verlust an lebensnotwendigen Mineralien führen. Wird beispielsweise zu viel Natrium ausgeschieden, kann die Organdurchblutung leiden und es können sich Muskelkrämpfe einstellen. Der Verlust an Kalium kann Herzrhythmusstörungen zur Folge und hinsichtlich der Verstopfung einen weiteren nachteiligen Effekt haben: Die Muskelzellen der Darmwand werden noch träger, die Darmfaulheit nimmt zu und die Chancen auf Stuhlgang schwinden! Damit hat man sich in einen üblen Teufelskreis hineinmanövriert.

Die segensreichen Mittelchen können auch der Darmflora zu schaffen machen und die »guten« Darmbewohner aus ihren »Wohnhäusern« vertreiben und anderen »Durchreisenden« das Feld überlassen. Bei Verstopfung sind oft die »falschen« Bakterien am Werk und die Milchsäurebakterien mit ihren guten Eigenschaften nur noch in erniedrigter Anzahl im Stuhl nachweisbar. Dieser Zustand wird durch die Anwendung von Abführmitteln zusätzlich verschärft.

Und schließlich ist da zu guter Letzt auch noch der Gewöhnungseffekt, der sich beim Gebrauch von Laxantien einstellen kann: Der Darm hat es damit noch bequemer, er muss kaum mehr selbst aktiv werden, und das mündet häufig in eine immer größer werdende Dosis des Abführmittels - die Abhängigkeit ist nun perfekt und das Problem richtig groß.

Ein Date mit dem Darm – Dickdarmzeit ist morgens!

Auf das Frühstück sollte man bei Verstopfung nach Möglichkeit nicht verzichten. Es bedeutet das Wecksignal für den Darm. Günstig kann sich ein Glas Wasser gleich nach dem Aufstehen auswirken. Idealerweise sollte das Frühstück aus einem (zuckerfreien bzw. zuckerarmen) Müsli oder einem (echten!) Vollkornbrot bzw. -brötchen bestehen. Die vollwertige, ballaststoffreiche Nahrung übt einen Dehnungsreiz auf den Verdauungstrakt aus, der nach der Einnahme der ersten Mahlzeit am Tag am stärksten ausgeprägt ist. Die Zeit nach dem Frühstück ist daher für eine »Sitzung« am ehesten geeignet.

Planen Sie diese morgens ein und stehen Sie lieber etwas früher auf, damit der Darm Gelegenheit hat, sich zu entleeren. Hilfreich ist es in jedem Fall, für den Gang zur Toilette immer dieselbe Tageszeit zu wählen. Damit erzieht man den Darm zur Regelmäßigkeit. Auch wenn das anfänglich nicht so recht klappen will, die Mühe lohnt sich in der Regel. Man braucht nur etwas Geduld. Was der Darm schließlich über Jahre verlernt hat, kann er nicht innerhalb weniger Tage wieder aufholen. Der Darm ist ein »Gewohnheitstier« – das betrifft schlechte Angewohnheiten genauso wie gute. Durch Bewegung und sanfte Bauchmassagen am Morgen kann man die Darmtätigkeit zusätzlich anregen.

Mein Tipp

Versuchen Sie es einmal mit folgender Übung: Spannen Sie die Bauchmuskulatur an, zählen Sie bis 10 und entspannen Sie dann wieder. Wiederholen Sie diese Übung fünf- bis zehnmal. Achten Sie auf eine ausreichende Flüssigkeitszufuhr von mindestens 1,5 bis 2 Liter täglich. Geeignet sind stilles Wasser, Kräutertee sowie Obst - und Gemüsesäfte. Trinken Sie zwischen den Mahlzeiten und nicht so viel während des Essens, denn in diesem Fall verdünnen Sie die Verdauungsenzyme und der Darm hat es umso schwerer.

» EIN GESUNDER DARM IST KEIN ZUFALL, SONDERN DAS ERGEBNIS EINES »DARMBEWUSSTEN« LEBENSSTILS.

12 SCHEIDEN-INFEKTIONEN: HÄUFIG – UND VOR ALLEM LÄSTIG

Die gesunde Scheidenflora – ein Bollwerk gegen Infektionen

Nicht nur in unserem Darm sitzen Mikroorganismen – nein, sie sind eigentlich überall in oder auf unserem Körper zu finden: in der Mundhöhle und auf der Haut zum Beispiel, aber auch in der Scheide. Dort sitzen sie, die »guten« Milchsäurebakterien, und halten Wache. Mit der von ihnen produzierten Milchsäure schaffen sie es, sich in diesem, ihrem eigenen Milieu gut zu behaupten und fremde Keime an der Ansiedlung zu hindern. Das klappt allerdings häufig nicht so ohne Weiteres.

Etwa drei von vier Frauen erkranken einmal in ihrem Leben an einer Infektion im Intimbereich. Bei vielen kommt es sogar zu wiederholten Erkrankungen. Schuld daran sind Bakterien oder auch Pilze, die vor allem dann leichtes Spiel haben, wenn die in der Scheide vorkommenden natürlichen »Kollegen« fehlen. Das Mikrobiom in der Scheide ist dann empfindlich gestört. Als Folge kann sich ein verfärbter Ausfluss einstellen, der nicht selten unangenehm juckt und merkwürdig (»fischig«) riecht und auch mit Hautreizungen einhergehen kann.

Tabelle 19: Mögliche Ursachen bzw. Risikofaktoren für Scheideninfektionen

Allgemeine Abwehrschwäche (Immunsystem)
Anwendung von Antibiotika
Einnahme der Antibabypille
Falsche und/oder übertriebene Intimpflege
Häufiger Partnerwechsel
Hormonelle Schwankungen bzw. Veränderungen
Stress
Schwimmbad-, Saunabesuche
Stoffwechselerkrankungen (zum Beispiel Diabetes mellitus)

Was sind die Ursachen?

Die Milchsäurebakterien (Laktobazillen) sind, zusammen mit der Bakteriengruppe der Bacteroides, die Hauptbewohner in der Scheide. Sie produzieren, wie bereits erwähnt, Milchsäure und senken dadurch den pH-Wert in der Scheide ab. Jedoch ist dieses System fragil. Hormonelle Schwankungen (zum Beispiel im Zuge der Wechseljahre) und Stress können den Bakterien zusetzen und dadurch den pH-Wert verändern. Auch Chlor in Schwimmbädern oder mit Chlor gebleichte Tampons und Binden schlagen die Laktobazillen in die Flucht und sorgen dafür, dass sich krank machende Keime an den frei gewordenen Plätzen niederlassen können. Auch eine falsche Intimpflege mit Seifen und Körperpflegeprodukten (beispielsweise mit Duschgel), die den sensiblen pH-Wert verändern, tragen zur Dezimierung der physiologischen Scheidenbakterien und damit zur Fehlbesiedlung bei.

Vielfach werden Scheideninfektionen mit einem Antibiotikum bzw. einem pilzabtötenden Medikament bekämpft – das ist für die Scheidenflora fatal, denn sie bekommt damit zusätzlich einen Schlag versetzt. Die »guten« Bakterien vermindern sich durch eine solche Maßnahme rasant.

Das Antibiotikum alleine nützt oft nichts

Wie eben erwähnt, kommt bei einer bakteriell bedingten Scheideninfektion häufig ein antibiotisch wirksames Medikament zum Einsatz. Damit sollen die krank machenden Bakterien abgetötet werden. Diese verstecken sich aber häufig unter einem sogenannten Biofilm, der die Schleimhäute in der Scheide überzieht und die Infektionserreger vor dem Angriff durch das Antibiotikum schützt. Effektiver ist hier die gleichzeitige Gabe von probiotischen Keimen, denn diese können dabei helfen, den krank machenden Bakterienfilm aufzubrechen.

Auch pflanzliche Mittel können hilfreich sein. Besonders Oreganoöl hat sich bewährt, da es natürliche, antimikrobielle Substanzen enthält, die Bakterien und Pilze wirksam bekämpfen können. Es kann innerlich oder lokal angewendet werden, sollte jedoch immer verdünnt und mit Vorsicht eingesetzt werden, da es in konzentrierter Form die Schleimhäute reizen kann.

Mein Tipp

Leider kennen noch immer viele Gynäkologen die hier dargestellten Zusammenhänge nicht. Sollte Ihnen Ihr Frauenarzt bei einer bakteriell bedingten Scheideninfektion »nur« ein Antibiotikum verordnen, dann gehen Sie in die Apotheke und besorgen Sie sich zusätzlich ein studiengeprüftes Probiotikum. Damit bekommen Sie das gestörte Scheidenmilieu rascher in den Griff und sind die lästigen Beschwerden mit einer besserer Erfolgsrate los.

Tabuthema Intimpflege

Die Untersuchung, eventuell ein Rezept – und schon sind wir wieder draußen aus der Frauenarztpraxis. Über die Pflege im Intimbereich spricht »frau« höchst ungern und daher auch selten. Dabei wäre das wichtig, denn wir Frauen machen in dieser Hinsicht häufig einiges falsch. Wir benutzen beispielsweise All-in-one-Produkte, üblicherweise ist das ein (pH-neutrales) Duschgel für den gesamten Körper, am besten auch noch für die Haarpflege. So gestaltet sich in der heutigen, vielfach vorkommenden Zeitnot die tägliche Reinigung des Körpers. Frauen wären durchaus bereit, eine spezielle Pflege für den Intimbereich zu verwenden, sie sind diesbezüglich aber nur unzureichend informiert bzw. aufgeklärt. Sie sollten wissen:

Die üblicherweise zum Einsatz kommenden waschaktiven Substanzen sind nicht für alle Körperbereiche gleichermaßen geeignet – und schon gar nicht für den Intimbereich. Wie schon gesagt, ist dort ein ganz bestimmter pH-Wert (etwa 3 bis 4 bei jüngeren Frauen) »angesagt«. Daher ist eine Pflege empfehlenswert, die diesem sauren pH-Wert gerecht wird. Nur dann können sich die schützenden Scheidenbakterien tatsächlich wohlfühlen. Allerdings verändert sich der vaginale pH-Wert im Verlauf des Lebens einer Frau und damit auch das vaginale Mikrobiom. Während und nach den Wechseljahren steigt der pH-Wert zum Beispiel an und auch während einer Schwangerschaft verändert er sich. Deswegen sollte während der verschiedenen Lebensphasen einer Frau auch auf die speziellen Bedürfnisse eingegangen werden. Empfehlenswert ist hier beispielsweise eine Kombination aus Milchsäure und verschiedenen Kräutern, die an die pH-Bedürfnisse angepasst sind und Entzündungen, Hautirritationen und Infektionen mit Bakterien oder Pilzen vorbeugen. Hier kommen vor allem Heilpflanzen wie Kamille, Gewürznelke, Thymian, Salbei und Ringelblume infrage. Die Kombination aus Milchsäure und Pflanzenkraft unterstützt die Vaginalflora, wirkt antiinfektiös und entzündungshemmend und hautberuhigend (beispielsweise nach der Rasur). Eine solche Intimpflege ist grundlegend empfehlenswert. Sie ist aber vor allem für jene Frauen wichtig, die häufig Wellnesseinrichtungen, Schwimmbäder und Saunen besuchen, denn dort lauert die größte Infektionsgefahr. Unterstützend hat sich – vor allem bei einer bereits bestehenden Infektion – die lokale Anwendung von Milchsäurebakterien im Scheidenbereich bewährt. Damit lässt sich die Scheidenflora nach einer bakteriell- oder pilzbedingten Infektion auf natürliche Weise wieder herstellen. Auch einer weiteren Infektion kann man durch eine längerfristige Anwendung vorbeugen.

Mein Tipp

Vermeiden Sie ein feuchtwarmes Milieu im Intimbereich. Wenn Sie Tampons oder Binden verwenden, dann wechseln Sie diese alle zwei bis drei Stunden. Verzichten Sie auf Intimdeos, parfümierte Slipeinlagen und mit Chemie getränkte Feuchttücher. Übertreiben Sie es nicht mit der Hygiene im Scheidenbereich. Und achten Sie darauf, eine spezielle Intimpflege zu verwenden.

» INTIMGESUNDHEIT IST KEIN TABU, SONDERN TEIL UNSERES WEIBLICHEN KÖRPERBEWUSSTSEINS.

13 OSTEOPOROSE – EINE FRAUENKRANKHEIT

Wie die »Löcher« in die Knochen kommen

Auch wenn es so aussieht, aber ein Knochen ist kein totes Material - im Gegenteil, dort ist ständig »Action« angesagt und es geht zu wie auf einer Baustelle. Permanent sind die »Knochenbauarbeiter« dabei, abgenutztes bröslіges Material auszutauschen und damit den Knochen umzubauen. Die mühevolle Arbeit wird von spezialisierten Zellen übernommen. Aufbauende Kolonien (»Osteoblasten«) und räumende Kommandos (»Osteoklasten«) arbeiten dabei ständig »Hand in Hand«. Das klappt sehr gut, solange wir jung sind.

Mit zunehmendem Alter (etwa ab dem 30. bis 40. Lebensjahr) gewinnen allerdings mehr und mehr die knochenabbauenden Osteoklasten die Oberhand - und damit geht es mit den Knochen bergab. Die Knochenmasse verringert sich jährlich um etwa 0,5 Prozent. Allerdings gibt es neben diesen »slow loosern« auch »fast looser«, bei denen der Knochensubstanzverlust sogar jährlich bis zu 5 Prozent beträgt. Und das ist für Frauen besonders tragisch, denn sie haben generell eine geringere maximale Knochenmasse als die Männer. So erklärt es sich, dass Frauen deutlich stärker von der Osteoporose (Knochenschwund) betroffen sind als das männliche Geschlecht.

Dazu kommt der spezielle Einfluss der weiblichen Hormone, die in jungen Jahren den Knochen schützen, aber jenseits der Wechseljahre diesen schützenden Schirm nicht mehr über die Knochen halten können. Die stärksten Knochenverluste treten in den ersten 3 bis 6 Jahren nach der Menopause auf.

Stiller Prozess mit tragischem Ende

Die Osteoporose gilt als Volkskrankheit. Laut DVO (Dachverband Osteologie, Stand 2024) gibt es in Deutschland rund 12 bis 13 Millionen Betroffene, davon rund 80 Prozent Frauen. Auch in Österreich gibt es 700.000 – überwiegend weibliche – an Osteoporose erkrankte Menschen, in der Schweiz sind es derzeit etwa 170.000 (bevorzugt weibliche) Personen, die sich mit dieser Krankheit auseinandersetzen müssen. Die Tendenz in den genannten Ländern ist steigend, denn mit der zunehmenden Lebenserwartung nimmt auch die Häufigkeit des Knochenschwundes zu.

Die Verminderung der Knochenmasse verläuft zunächst unbemerkt und verursacht keine Schmerzen. Wenn allerdings die Körpergröße abnimmt (sogenanntes »Schrumpfen«) oder der Rücken immer runder wird, dann ist das bereits ein deutliches Alarmzeichen. Spätestens, wenn es zu einer vermehrten Häufigkeit von Brüchen kommt, wird das Ausmaß der Misere deutlich. Ist die Osteoporose weit fortgeschritten, können die Knochen sehr schmerzen!

Im Zuge der Verminderung der Knochenmasse werden die Skelettteile spröde und neigen dazu zu brechen. So kann es passieren, dass eine Bewegung (auch im Schlaf) genügt, um den gefürchteten Bruch, beispielsweise im Wirbelbereich, zu verursachen. Nicht selten mündet eine solche Fraktur in die Pflegebedürftigkeit. Nicht wenige Menschen sterben sogar an den Folgen eines solchen Knochenbruchs (zum Beispiel Oberschenkelhalsbruch).

Es gibt Frauen, die besonders anfällig sind

Inzwischen kennt man eine Reihe von Risikofaktoren, welche die typische Frauenkrankheit begünstigen (siehe Tabelle 20). Hatte die Mutter oder/und deren Schwester oder/und die Oma Osteoporose, dann kann man davon ausgehen, dass eine erblich bedingte Veranlagung für diese Knochenerkrankung vorliegt. Wer sich zu wenig bewegt, der ist ebenfalls gefährdet, denn über die Muskelarbeit wird auch der Knochenaufbau gefördert. Auch ein Defizit an Östrogenen übt einen nachteiligen Effekt auf die Knochenstabilität aus, denn diese Hormone schützen, wie bereits erwähnt, die Knochen. Da Frauen aber nicht nur in den Eierstöcken, sondern beispielsweise auch im Fettgewebe Östrogene produzieren, sind superschlanke Frauen besonders gefährdet, denn bei ihnen fehlt die »Extraportion« Hormone aus dem Fettgewebe.

Tabelle 20: Risikofaktoren für die Osteoporose

Erbliche Belastung
Bewegungsmangel
Fehlernährung
Rauchen
Übermäßiger Kaffeegenuss
Alkohol
Einnahme bestimmter Medikamente
Untergewicht
Stoffwechselerkrankungen (zum Beispiel Diabetes mellitus)

Auch die Ernährung spielt eine wesentliche Rolle. Wer die Knochen durch eine ungenügende Zufuhr an knochenbildenden Stoffen (zum Beispiel Kalzium, Magnesium, Vitamin D) »verhungern« lässt, der erhöht die Gefahr, an Osteoporose zu erkranken. Ungünstig ist auch eine ausgeprägte Vorliebe für Kaffee, denn dieser fördert die Ausscheidung des Knochenminerals Kalzium über die Niere. (Gegen ein bis zwei Tassen pro Tag ist allerdings nichts einzuwenden.) Auch Alkohol ist von Nachteil für die Knochendichte. (Gegen ein- bis zwei Glas Wein oder Bier in der Woche ist allerdings auch nichts zu sagen.) Raucherinnen schaden ihren Knochen gewaltig, denn bei ihnen ist der (altersbedingte) Knochenverlust doppelt so hoch wie bei Nichtraucherinnen.

Wer bestimmte Medikamente einnehmen muss (zum Beispiel Cortison, Schilddrüsenhormone, Abführmittel, Krebsmittel), ist ebenfalls gefährdet, denn diese Wirkstoffe können mit Kalziumverlusten einhergehen.

Kalzium – der Knochenbaustein par excellence

Man kann nicht früh genug mit der »knochenfreundlichen« Ernährung beginnen, denn um die maximale Knochenmasse (Peak-Bone-Mass) zu erreichen, haben wir nicht ein Leben lang Zeit! Diese ist im Durchschnitt etwa im 20. Lebensjahr erreicht und von diesem »Knochenkonto« müssen wir die restliche Lebenszeit lang zehren.

Der wichtigste Knochenbaustein ist das Kalzium. Mit diesem legen wir die Grundlage für den Knochenaufbau und Knochenerhalt. Als gute Kalziumlieferanten gelten Milch und Milchprodukte wie beispielsweise Käse oder Joghurt. Bereits ein halber Liter Milch deckt 50 Prozent des Tagesbedarfs an diesem Knochenmineral. Wer unter einer Milchzuckerunverträglichkeit leidet, der kann sich an die gesäuerten Milchprodukte halten, die häufig trotz der Laktoseintoleranz besser vertragen werden. Fettarme Käsesorten sind empfehlenswerter als fettreiche. Bereits 100 bis 150 Gramm Hartkäse können ausreichen, um den Tagesbedarf zu decken. Gute Quellen für Kalzium sind aber auch bestimmte Gemüsesorten wie zum Beispiel Kohl, Fenchel, Brokkoli oder auch Lauch (siehe Tabelle 21). Ebenso sind in frischen Kräutern, Oliven, Beerenfrüchten und Trockenobst nennenswerte Mengen an Kalzium enthalten. Und schließlich kann man sich auch über kalziumreiche Mineralwässer mit dem Knochenbaustoff versorgen. Was theoretisch einfach klingt, scheint allerdings in der Praxis schwierig zu sein, denn in Deutschland erreichen die Frauen (und auch die Männer) – statistisch betrachtet – in nahezu keiner Altersstufe die empfohlenen täglichen Zufuhrmengen.

Tabelle 21: Kalziumgehalt in Lebensmitteln (Beispiele)

Lebensmittel	Kalziumgehalt (g/100g)
Parmesan (32 Prozent Fett i. Tr.)	1180
Emmentaler (45 Prozent Fett i. Tr.)	1100
Edamer (45 Prozent Fett i.Tr.)	680
Mandeln	250
Grünkohl	210
Fenchel	110
Brokkoli	105
Lauch	85

Wer viel Wurst verzehrt und gerne colahaltige Getränke oder Limonaden schlürft, erhöht das Risiko für eine Kalzium-Unterversorgung, denn in diesen Lebensmitteln sind reichlich Phosphate enthalten, die der Knochen zwar auch benötigt, die aber zeitgleich dafür sorgen, dass Kalzium vermehrt ausgeschieden wird. Ein Verhältnis von Kalzium zu Phosphat von 1:1, wie es beispielsweise in Milch, Milchprodukten, Obst und Gemüse vorliegt, gilt als empfehlenswert. Auch die in manchen Lebensmitteln (zum Beispiel Spinat, Rhabarber, Mangold, Rote Beete) vorkommende Oxalsäure kann sich ungünstig auf die Kalziumverwertung auswirken. Vielfach nehmen Frauen Präparate ein, die Kalzium in hoher Dosierung enthalten. Inzwischen ist jedoch bekannt, dass sich dieser Mineralstoff auch in den Blutgefäßen ablagern und dort zu den gefürchteten Gefäßverengungen beitragen kann. Wichtig für den Einbau des Kalziums in die Knochen ist hier vor allem die gleichzeitige Verfügbarkeit von Vitamin D. Von hochdosierten Einzelgaben von Kalzium sollte daher Abstand genommen werden.

→ *siehe Kapitel 18: »Ernährung und Nährstoffe auf einen Blick«*

Vitamin D und Vitamin K – starke Partner des Kalziums

Mit dem Kalzium alleine ist es hinsichtlich der Knochengesundheit längst nicht getan. Neuere Erkenntnisse zeigen, dass auch noch weitere Mikronährstoffe als Knochenbausteine benötigt werden. So ist beispielsweise für den Übertritt des Kalziums aus dem Darm in das Blut aktives Vitamin D (D3) notwendig. Dieses »Knochenvitamin« fördert den Knochenaufbau und wirkt der Ausscheidung von Kalzium über die Niere entgegen. Vitamin D stärkt nicht nur die Knochen, sondern auch die Muskeln und senkt so, wie Studien belegt haben, das Sturzrisiko.

Vitamin D wird zwar in der Haut gespeichert und vom Körper unter dem Einfluss des UV-Lichtes in die aktive Form (D3) umgewandelt, aber vielfach tut sich der Körper (vor allem in den Wintermonaten) mit der ausreichenden Bereitstellung schwer. Interessant sind neue Daten zum »Multitalent« Vitamin D, die darauf hindeuten, dass dieser Vitalstoff auch für das Immunsystem eine wichtige Rolle spielt und das Risiko für Darm- und Brustkrebs senken kann.

Auch Vitamin K (K2) ist für die Knochen wichtig, denn es regt die Knochenneubildung an und bremst die Kalziumverluste über den Urin. Damit hilft auch dieser Vitalstoff dabei, der Osteoporose entgegenzuwirken. Untersuchungen haben gezeigt, dass eine unzureichende Versorgung mit Vitamin K das Risiko für Brüche und Stürze erhöht.

→ *siehe Kapitel 18: »Ernährung und Nährstoffe auf einen Blick«*

Auch das geht bis in die Knochen

Der Mineralstoff Magnesium zeigt ebenfalls einen positiven Einfluss auf die Knochendichte. Immerhin ist etwa die Hälfte des gesamten Körperbestandes an diesem Vitalstoff in den Knochen zu finden, was die Bedeutung dieser Substanz für die Gesunderhaltung der Knochen unterstreicht. Will man ein Magnesiumpräparat einnehmen, ist es empfehlenswert, auf ein Kombipräparat mit Kalzium, Vitamin D und Magnesium zu achten.

Und auch die Spurenelemente Zink, Mangan und Fluorid machen die Knochen hart und sind für ein gesundes Bindegewebe und den Erhalt der Knorpel notwendig.

Mein Tipp

Kombinieren Sie die »knochenfreundliche« Kost mit sportlicher Aktivität. Das hilft den Knochen zusätzlich, ihre Stabilität zu bewahren. Am ehesten geeignet sind knochenaufbauende Sportarten, das sind solche, bei denen die Knochen stark in Anspruch genommen werden, wie Walking, moderates Joggen oder Tanzen. »Entlastende« Aktivitäten wie zum Beispiel Radfahren oder Schwimmen, sind für die Erhaltung der Knochenmasse weniger gut geeignet.

Interessant ist die Tatsache, dass sich der Verzehr von Obst und Gemüse positiv auf die Stabilität der Knochen auswirken kann. Das hat eine große Studie mit 250 Mädchen und Jungen (Alter 16 bis 18 Jahre), 120 Frauen (Alter 23 bis 37 Jahre) und 140 Frauen und Männern (Alter 60 bis 83 Jahre) ergeben. Besonders die Frauen profitieren von den knochenerhaltenden Substanzen in Obst und Gemüse – auch dann, wenn sie bereits älter sind!

Tabelle 22: Gender nutrition – Knochenfreundliche Lebensmittel für die Frau

Lebensmittel	Knochenfreundliche Inhaltsstoffe	Wirkung
Milch, Milchprodukte, Gemüse, Mandeln	Kalzium	Knochenfestigkeit
Hering, Lachs, Sardinen, Avocado	Vitamin D	Kalziumverwertung und -einbau, Knochenhärte
Petersilie, Spinat, Rosenkohl, Sauerkraut	Vitamin K	Beitrag zur Erhaltung der Knochensubstanz
Nüsse, Vollwertgetreide, Weizenkeime, Schokolade	Magnesium	Knochendichte
Meeresfrüchte, Fisch, Fleisch	Zink	Knochendichte, gesundes Bindegewebe
Weizenkeime, Schwarzer Tee, Haselnüsse	Mangan	Knochenfestigkeit, Gesunderhaltung von Bindegewebe und Knorpel
Soja, Sojaprodukte	Phytoöstrogene	Anregung des Knochenaufbaus

Und schließlich sei an dieser Stelle nochmals auf Soja und sojahaltige Produkte (zum Beispiel Tofu, Miso) verwiesen, die reich an Isoflavonen sind. In einer Reihe von Untersuchungen konnte gezeigt werden, dass deren bioaktive Pflanzeninhaltsstoffe die Knochen stärken und das Risiko für die Osteoporose senken können.

→ *siehe Kapitel 18: »Ernährung und Nährstoffe auf einen Blick«*

» DER WEIBLICHE BEWEGUNGSAPPARAT BRAUCHT EINE BESONDERE BEACHTUNG.

14 BLASEN-ENTZÜNDUNGEN – TYPISCH FRAU

Leichtes Spiel mit kurzer Röhre

Ständig wegen ein paar Tropfen Urin das »Örtchen« aufsuchen müssen und dann vielleicht auch noch schmerzhaftes Wasserlassen, häufig gepaart mit einem stechenden Uringeruch – das sind sie, die typischen Beschwerden einer Blasenentzündung, die besonders uns Frauen »heimsucht«. Die Keime, die diese Erkrankung verursachen, haben es bei den Frauen auch besonders leicht, denn die Harnröhre, durch welche die Bakterien bis zur Blase aufsteigen, ist bei ihnen sehr kurz. Jede zweite Frau macht mindestens einmal in ihrem Leben eine Harnwegsinfektion durch. Das Risiko für eine solche Infektion ist bei Frauen 50-mal höher als bei Männern.

Mit Beginn der sexuellen Kontakte steigt bei jungen Mädchen grundlegend die Gefahr für eine solche Erkrankung. Aber auch im Alter ist das Risiko für dieses lästige Übel bei Frauen erhöht. So sind etwa 10 Prozent aller 60-jährigen und etwa 50 Prozent aller 80-jährigen Frauen betroffen. Dabei kommt es insgesamt bei etwa einem Viertel aller betroffenen Frauen zu einem wiederholten Auftreten des Krankheitsbildes im Verlauf eines Jahres.

Darmkeime haben in der Blase nichts zu suchen

In 80 Prozent aller Fälle wird eine solche Entzündung von Darmkeimen (E. Coli Bakterien) verursacht. Sind die Krankheitsverursacher erst einmal in der Blase angekommen, docken sie an der Blaseninnenwand an und verursachen dort eine Reizung, die den Harndrang verursacht. Mit bestimmten Anheftungsorganen gelingt es den Bakterien, in die höher gelegenen Harnwege vorzudringen und so schließlich den gesamten Harntrakt zu »bevölkern«. Die Bakterien sind dann in erhöhter Konzentration im Urin nachweisbar.

Tabelle 23: Diese Faktoren können eine Blasenentzündung begünstigen (Beispiele)

Abwehrschwäche (zum Beispiel durch Antibiotika, Kortison)
Blasen-, Nierensteine
Falsche Hygiene
Geschlechtsverkehr
Krankheiten (zum Beispiel Multiple Sklerose, Diabetes mellitus)
Mangelnde Flüssigkeitszufuhr
Schwangerschaft
Unterkühlung
Verengungen der Harnröhre
Verhütungsmittel (zum Beispiel Spirale, Diaphragma, Spermizide)
Wechseljahre

Eine falsche Analhygiene begünstigt das Eindringen von Bakterien in die Harnwege (siehe Tabelle 23, Seite 140). Daher ist die »Wischrichtung« (von vorne nach hinten und nicht umgekehrt) nach dem Absetzen des Stuhls wichtig. Schlimmstenfalls finden die Keime den Weg von der Blase über die Harnleiter zu den Nieren, was eine Nierenbeckenentzündung zur Folge haben kann. In diesem Fall ist die Anwendung eines Antibiotikums häufig unumgänglich.

Vorsicht Risiko – sorgen Sie vor

Es gibt eine Reihe von Empfehlungen, die man bei häufig auftretenden Blasenentzündungen beherzigen sollte:

Viel zu trinken (1,5 bis 2 Liter pro Tag), ist die wichtigste Maßnahme, denn damit werden die Keime aus der Blase herausgespült. Unterstützend kann hier auch ein Blasen- und Nierentee zur Anwendung kommen. Auch harntreibende Gemüsesorten wie beispielsweise Spargel, Sellerie oder Fenchel können hilfreich sein. Vermeiden Sie eine Unterkühlung (zum Beispiel kalte Füße), denn in diesem Fall ist die Durchblutung schlechter und die Abwehrzellen, die mit dem Blut transportiert werden, gelangen schwerer zu ihrem »Kampfplatz«.

Problematisch kann auch eine übertriebene Hygiene sein, denn parfümierte Seifen, Sprays und Rasierschaum für den Intimbereich können das empfindliche Gewebe dort reizen und schwächen. Da die entzündungsfördernden Bakterien auch beim Geschlechtsverkehr aus dem Vaginal- oder Analbereich leicht in die Harnröhre gelangen können (»Flitterwochen-Zystitis«), ist es empfehlenswert, unmittelbar nach dem Sex die Toilette aufzusuchen, damit die Keime über den Urin herausgespült werden.

Leichtes Spiel haben die Krankheitserreger auch bei einer Abwehrschwäche des Körpers – daher sind immunstärkende Maßnahmen wie beispielsweise Wechselduschen oder Saunagänge, aber auch Bewegung im Freien sinnvoll.

Reizend: Falsche Befehle sorgen für eine Reizblase

Wer häufig nachts durch Harndrang in seinem Schlaf gestört wird oder auch unkontrolliert ein paar Tropfen Urin verliert, leidet möglicherweise unter einer sogenannten »Reizblase«. In diesem Fall erhält das Gehirn den Befehl zur Blasenentleerung, obwohl diese noch gar nicht gefüllt ist. Auch dieses Krankheitsbild ist »typisch Frau«, es kann sich beispielsweise als Folge einer Blasenentzündung oder im Zuge der Wechseljahresbeschwerden einstellen. Manchmal können auch Harnsteine oder eine Verengung der Harnröhre schuld an den lästigen Beschwerden sein. In jedem Fall ist es empfehlenswert, die Ursachen von einem Arzt abklären zu lassen.

Viele Frauen trinken wenig, weil sie annehmen, dass sich der häufige Toilettengang dadurch vermeiden lässt. Das ist allerdings völlig falsch, denn die Muskulatur der Blasenwand will trainiert sein. Und das geht nur durch eine ausreichende Zufuhr von Flüssigkeit. Ein nichttrainierter schwacher Blasenschließmuskel tut sich beim Wasserhalten schwer, und dann kann es passieren, dass zum Beispiel beim Lachen, Niesen oder Husten ein paar Tropfen Urin unkontrolliert aus der Blase abgehen. Es kann hilfreich sein, die Blase durch festgelegte Zeiten für den Toilettengang oder auch den Beckenboden durch gezielte Übungen zu trainieren.

Cranberries – beerenstarke Früchte für die Blase

Sie machen den Bakterien »Beine«: die roten Cranberry-Früchte. Die vorbeugende Anwendung dieser Beeren kann das Risiko für einen Harnwegsinfekt deutlich senken – das haben eine Reihe von Studien ergeben. Inzwischen hat man den zugrunde liegenden Wirkmechanismus aufklären können. Die in den blasenstärkenden Powerfrüchtchen steckenden entzündungshemmenden Stoffe (Proanthocyanidine = PACs) hindern die Bakterien am »Ausfahren« ihrer Fäden und Haken und lassen durch diesen »Antiklett-Effekt« den krank machenden Keimen keine Chance für eine Ansiedlung und Vermehrung im Harnwegstrakt. Dabei enthalten die Cranberries weitaus mehr von diesen pflanzlichen »Entzündungshemmern« als die besser bekannte Preiselbeeren. Rechtzeitig angewandt (möglichst vorbeugend), wird dadurch nicht nur eine Blasenentzündung, sondern auch die Anwendung eines Antibiotikums vermieden. Und das Gute daran: Die Cranberries schaden dem Bakterienrasen im Darm nicht – sie lassen ihn unbehelligt, und somit wird auch die Schlagkraft des Immunsystems nicht gemindert!

Bei Reizblase oder Blasenschwäche werden oft auch Kürbiskerne empfohlen, hier kommen am besten ölfreie Extrakte zum Einsatz. Ihre Inhaltsstoffe unterstützen die Funktion der Blase.

Mein Tipp

Wichtig ist, bei der Auswahl eines Cranberry-Präparates darauf zu achten, dass dieses die Tagesdosis von mindestens 36 mg PACs enthält. Diese Menge wird von der Europäischen Gesellschaft für Urologie als Minimum zur Vermeidung eines Harnwegsinfektes empfohlen. Sinnvoll kann auch eine Kombination mit Brennnesselextrakt sein, denn dieser regt die Nierentätigkeit an und fördert die Durchspülung der Harnwege.

→ *siehe Kapitel 18: »Ernährung und Nährstoffe auf einen Blick«*

Pflanzenextrakte als natürliche Antibiotika – Scharfmacher vertreiben die Keime

Viele schätzen Kreuzblütler wie zum Beispiel Kresse und Meerrettich gerade wegen ihrer Schärfe. Und tatsächlich haben es diese Pflanzen in sich. Sobald sich Schädlinge auf ihnen breitmachen wollen, packen die Pflanzenzellen ihr scharfes »Waffenarsenal« aus und gehen mit ihren Inhaltsstoffen (Senfölverbindungen) gegen Bakterien und Pilze vor. Die antibakteriellen Eigenschaften dieser Pflanzen helfen auch bei der

Vorbeugung von Blasenentzündungen bzw. unterstützen den Heilungsprozess bei einer bestehenden Infektion. Die Anwendung dieser Pflanzen ist altes Klosterwissen, denn die Mönche haben sie schon im Mittelalter bei Entzündungen und Infektionen sehr geschätzt.

Tabelle 24: Gender nutrition – Blasenfreundliche Lebensmittel für die Frau

Lebensmittel	Blasenfreundliche Inhaltsstoffe	Wirkung
Spargel, Sellerie, Fenchel, Petersilie	Verschiedene harntreibende Substanzen	Verbesserung der Nierentätigkeit, Unterstützung der Blase
Cranberries	Proanthocyanidine	Entzündungshemmung, Senkung des Infektionsrisikos
Kürbiskerne	Sterole, Fettsäuren	Stärkung der Blasenmuskulatur
Sauermilchprodukte	Probiotische Keime	Stärkung der Abwehrkräfte, Senkung des Infektionsrisikos

Kresse- und Meerrettichextrakte sind inzwischen in Bezug auf ihre Wirkung und Verträglichkeit gut untersucht und werden als natürliche Antibiotika betrachtet. Klinische Studien zeigen, dass mit ihnen das Risiko für erneute Blasenentzündungen deutlich reduziert werden kann. Resistenzen, wie man sie von den synthetisch hergestellten Antibiotika her kennt, sind nicht beobachtet worden. Unterstützend kann auch der Birkenblätterextrakt (beispielsweise in Kombination mit Meerrettichextrakt sowie Vitaminen) mitverwendet werden, denn die dort vorhandenen Inhaltsstoffe wirken ausschwemmend und helfen dadurch, eine bestehende Blaseninfektion schneller loszuwerden.

Mein Tipp

Bei einer akuten Infektion ist es sinnvoll, die genannten Pflanzenextrakte mit dem Kohlenhydrat Mannose (hoch dosiert!) zu kombinieren. Die D-Mannose bindet die entzündungsauslösenden Bakterien und hemmt diese dadurch an der Ansiedlung in der Blasenschleimhaut. Die Bakterien werden mit dem Urin ausgespült.

→ *siehe Kapitel 18: »Ernährung und Nährstoffe auf einen Blick«*

DIE BLASE – DAS »YANG« – ORGAN ZUR NIERE (YIN-ORGAN).

15 KOPFSCHMERZEN UND MIGRÄNE – GEWITTER IM KOPF

Der Hammer unter der Schädeldecke

Kopfschmerzen sind so alt wie die Menschheit. Davon zeugen alte Zeichnungen, die bereits vor 4000 Jahren auf Papyrus angefertigt wurden und Patienten mit einem aufgebohrten Kopf darstellen. Kopfschmerzen und Migräne zählen zu den häufigsten Schmerzsyndromen, die vor allem uns Frauen das Leben schwer machen. Tatsächlich leiden etwa doppelt so viele Frauen wie Männer an Migräne, während beispielsweise Kopfschmerzen vom Spannungstyp bei beiden Geschlechtern etwa gleich häufig vorkommen.

Spannungskopfschmerzen sind durch einen beidseitigen, dumpfen oder drückenden (aber nicht pochenden) Schmerz charakterisiert und können minuten-, aber auch tagelang andauern. Der Schmerz breitet sich häufig über den ganzen Kopf aus, an der Stirn und/oder im Nacken ist er oft am stärksten ausgeprägt.

Die Ursachen der Spannungskopfschmerzen sind noch immer unklar. Man kennt allerdings eine Reihe von Faktoren, welche die Kopfschmerzattacken auslösen können. So sind beispielsweise häufig Verspannungen der Muskulatur, insbesondere der Kopf-, Nacken- und Schultermuskulatur, die wiederum auf Fehlhaltungen (zum Beispiel bei einer Bildschirmtätigkeit) zurückzuführen sind, nicht selten schuld. Stress, Anspannung oder auch Depressionen stehen ebenfalls oft in Verbindung mit dem schmerzenden »Schraubstockgefühl«, denn solche Faktoren verändern den Gehirnstoffwechsel und machen den Kopf schmerzempfindlicher.

Zur Behandlung von Spannungskopfschmerzen eignen sich neben Entspannungsübungen besonders reflextherapeutische Maßnahmen wie beispielsweise Massagen, Wärmebehandlung, Neuraltherapie und Akupunktur. Auch sportliche Aktivität, vor allem an der frischen Luft, kann helfen.

Kopfschmerzen durch Essen

Auch Nahrungsmittel bzw. darin enthaltene Lebensmittel-Zusatzstoffe können Kopfschmerzen auslösen. So können gepökelte Lebensmittel (zum Beispiel »Hot Dog«, Wurstwaren) die Pein im Kopf verursachen, denn die darin enthaltenen Pökelsalze (Nitrite) werden unter anderem zu Stickstoffmonoxid umgewandelt und dieses führt zur Erweiterung der Blutgefäße in bestimmten Hirnbereichen.

Etwa eine Stunde nach dem Verzehr solcher Lebensmittel kann sich bei empfindlichen Personen ein pulsierender, pochender Schmerz einstellen, der vor allem in der Stirnregion wütet.

Auch Käse und Alkohol können durch die darin enthaltenen biogenen Amine (beispielsweise Histamin) Kopfschmerzen auslösen. Beim »Eiscreme-Kopfschmerz« wird der Trigeminus-Nerv gereizt und beschert den darauf ansprechenden Patienten die Schmerzattacke im Gehirn.

Besonders häufige Kopfschmerz-Auslöser sind vor allem Lebensmittel-Zusatzstoffe wie beispielsweise der Geschmacksverstärker Glutamat, der inzwischen in zahlreichen Fertigprodukten (zum Beispiel in Soßenwürfel) enthalten ist. Auf Glutamat reagiert etwa ein Drittel der Bevölkerung empfindlich. Da der Zusatzstoff häufig in asiatischen Gerichten verwendet wird, spricht man bei den auftretenden Beschwerden (Kopfschmerzen, Migräne, Schwindel, Übelkeit, Druckgefühl oder Brennen im Brustkorb, Rötungen) auch vom »Chinese Restaurant Syndrome«.

Tabelle 25: Spannungskopfschmerz oder Migräne? Was ist der Unterschied?

	Spannungs-kopfschmerz	Migräne
Schmerzdauer	meist < 7 Std. oft ständig	> 3 Std. bis zu 3 Tagen
Schmerzintensität	leicht bis mittelschwer	mittelschwer bis schwer
Anfallshäufigkeit	Unterschiedlich von < 8 Tagen/Monat bis täglich	unterschiedlich, häufig mehrmals im Monat
Schmerzkennzeichen	dumpf-drückend	pulsierend, pochend oder bohrend
Lokalisation	beidseitig	meist einseitig
Begleitphänomene	unspezifisch	Übelkeit, Erbrechen, Licht- und Lärmempfindlichkeit

Reagiert man auf solche Stoffe oder Lebensmittel, sollte man auf »der Hut« sein und die schmerzauslösenden Lebensmittel meiden, vor allem dann, wenn noch weitere kopfschmerzauslösende Faktoren (zum Beispiel Stress, Schlafmangel, Menstruation, grelles Licht) hinzukommen.

Bis zu ein Viertel der Kopfschmerzpatienten, die von Kopfschmerzzentren betreut werden, leiden unter einem Dauerkopfschmerz, der durch unkontrollierte Einnahme von Schmerzmitteln verursacht wurde.

Migräne – bei Frauen besonders häufig

Pulsierend-pochende Schmerzen, die meist einseitig auftreten – das ist typisch für die Migräne, die bei Frauen besonders häufig auftritt. Nicht selten wird das »Gewitter im Kopf« von Übelkeit und Erbrechen begleitet. Der schmerzhafte Anfall kann bis zu 72 Stunden anhalten.

Die Migräne ist eine Funktionsstörung des Gehirns, die verschiedene Hirnareale mit einschließt. Im Zuge dieser Vorgänge kommt es zu entzündlichen Prozessen in den Hirngefäßen, die sich daraufhin erweitern und die Schmerzen auslösen. Erbliche Faktoren, die auf einen Defekt am X-Chromosom zurückzuführen sind, scheinen hier eine Rolle zu spielen. Daher ist es nicht verwunderlich, dass Migräne bei Frauen häufiger als bei Männern auftritt und nichts mit dem »hysterischen Weib« zu tun hat, das man in der Vergangenheit gerne mit dieser Erkrankung in Verbindung gebracht hat. Tatsächlich ist bei etwa der Hälfte der Betroffenen auch die Mutter von diesem Krankheitsbild geplagt. Zudem ist die Schmerzempfindlichkeit der Frauen – wie bereits erwähnt – eine völlig andere als diejenige des Mannes und auch das mag hier grundlegend eine Rolle spielen. Des Weiteren geht man davon aus, dass bei der Migräne auch entzündliche Prozesse, die von den Nervenzellen selbst hervorgerufen werden, eine Rolle spielen. Man nimmt an, dass es im Zuge dieser Entzündungsreaktionen zu einem vermehrten Blutfluss in den Blutgefäßen der Hirnhäute und zu einer erhöhten Schmerzempfindlichkeit in diesem Bereich kommt.

Übrigens: Neue Studien belegen, dass gerade junge Frauen, die unter Migräne leiden, ein erhöhtes Schlaganfallrisiko haben. Daher ist für sie die Vermeidung weiterer Gefäß-Risikofaktoren (zum Beispiel Rauchen, Übergewicht) besonders wichtig.

Tabelle 26: Mögliche Reize und Auslösefaktoren für Migräneanfälle

Alkohol
Hormonelle Veränderungen (»Menstruationsmigräne«)
Hunger
Koffeinentzug
Medikamente (zum Beispiel Antibabypille, Hormonpräparate)
Nahrungsmittel
Optische Reize (Fernseher, Computer, Energiesparlampen)
Psychische Faktoren (Stress, seelische Belastung, Euphorie, Freude)
Sportliche Aktivität
Temperaturreize (zum Beispiel Kaltes im Mund)
Veränderte Schlafgewohnheiten (zu viel oder zu wenig)
Wetterwechsel

Achten Sie auf »Ihre« persönlichen Migränetrigger

Damit eine Migräneattacke ausgelöst werden kann, bedarf es des Einflusses bestimmter Faktoren - Trigger genannt (siehe Tabelle 26, Seite 151). Neben Stress und psychischen Faktoren spielen - wie bereits erwähnt - auch bestimmte Nahrungsinhaltsstoffe ebenso wie Genussmittel und Medikamente eine Rolle.

Auch eine Veränderung des gewohnten Schlaf-/Wachrhythmus (beispielsweise am Wochenende, im Urlaub) kann die pochende Pein verursachen. Wer normalerweise viel Kaffee trinkt und diese Gewohnheit einmal unterbricht, kann sich dann durch den im Blut abfallenden Koffeinspiegel in einen Migräneanfall hinein manövrieren.

Sehr häufig tritt die Migräne bei Frauen in Zusammenhang mit dem monatlichen Wechselspiel der Hormone auf. So kann sich das »Gewitter im Kopf« unmittelbar vor oder auch in den ersten Tagen während der Menstruation bemerkbar machen. Einige Frauen sind mit diesem Problem auch während des Eisprungs behaftet. Interessanterweise nimmt die Anfallshäufigkeit im Zuge der Schwangerschaft ab. Auch während der Wechseljahre und danach verringern sich die Schmerzattacken.

Allgemein können der oder die auslösenden Reize individuell sehr verschieden sein und erfordern entsprechende persönliche Beobachtung. Nicht selten kündigt sich ein Anfall Stunden vorher zum Beispiel durch Müdigkeit, Leistungsabfall, Stressanfälligkeit oder Reizbarkeit an. Beim eigentlichen Migräneanfall leiden die Kranken häufig unter den charakteristischen Migränesymptomen (Übelkeit, Brechreiz, Schwindel, Durchfall, Augenflimmern) und haben das Bedürfnis nach absoluter Ruhe. Sportliche Aktivität ist bei Migräne nicht angesagt, denn im Gegensatz zum Spannungskopfschmerz wird bei ihr vielfach eine Schmerzverstärkung durch körperliche Aktivitäten beobachtet.

Welcher Migränetyp sind Sie?

Migräneattacken können sehr verschiedenartig ablaufen, im Wesentlichen unterscheidet man aber drei Migränearten:

Unter der »einfachen Migräne« versteht man Kopfschmerzattacken, die ohne Begleiterscheinungen des Nervensystems (keine Sprach- oder Sehstörungen) ablaufen. Der Anfall entwickelt sich innerhalb von 1 bis 2 Stunden und hält meist nur einige Stunden (selten bis zu 3 Tagen) an und kann mit Übelkeit, Brechreiz, Überempfindlichkeit auf Licht und Lärm und Reizbarkeit einhergehen. circa 80 Prozent aller Migränepatienten sind von dieser Form betroffen. Die »klassische Migräne« beginnt mit einer Vorphase, die zwischen 5 und 60 Minuten anhalten kann und als »Aura« bezeichnet wird. Sie ist durch Gefühlsstörungen wie Kribbeln oder taubes Gefühl oder sogar durch Lähmungserscheinungen gekennzeichnet.

Ebenso sind Sehstörungen, in Form von Flimmer- oder verzerrtem Sehen oder sogar Sehausfällen bekannt. Im Gesichtsfeld des betroffenen Patienten kann ein »blinder Fleck« auftreten, der sich von der Gesichtsfeldmitte zum Rand hin vergrößert und zickzackförmige Sehphänomene oder Doppelbilder provoziert. Auch Sprachstörungen werden im Rahmen der Aura beobachtet. Der eigentliche Migräneanfall, mit meist einseitigem, oft an Auge oder Schläfe lokalisiertem, hämmerndem Kopfschmerz beginnt erst im Anschluss an diese Vorphase. Der Patient hat dann häufig das Gefühl, sein Kopf zerspringe. Begleitsymptome sind Appetitlosigkeit, Übelkeit und Erbrechen. Diese Migräneform ist bei 10 bis 20 Prozent der Migränepatienten anzutreffen.

Von einer »komplizierten Migräne« spricht man, wenn die visuelle Aura länger als 30 bis 60 Minuten anhält und durch schwere, langanhaltende Störungen des Nervensystems und der Psyche gekennzeichnet ist. Die nervlich bedingten Ausfallserscheinungen (Sehstörungen, Sprachstörungen, Lähmungen) können während der gesamten (unter Umständen mehrtägigen) Kopfschmerzphase anhalten. Die psychischen Störungen können sich in depressiven Verstimmungen oder gar Bewusstlosigkeiten äußern. Diese schwerwiegende Migräneform ist eher selten (weniger als 10 Prozent der Migränepatienten).

Werden Sie Ihr persönlicher »Kopfschmerz -und Migränemanager«

Kopfschmerzen und Migräne sind nicht nur schmerzhaft und lästig, sondern auch schwierig in der Behandlung: Der durchschnittliche Kopfschmerz- bzw. Migränepatient hat nach 15 Jahren Krankheitsdauer im Schnitt mehr als 10 (!) Ärzte deswegen konsultiert. Diese Zahl macht deutlich, dass es offensichtlich nicht einfach ist, die Krankheitsbilder »in den Griff« zu bekommen.

Wer seine Kopfschmerzen oder Migräneattacken erfolgreich bekämpfen möchte, muss bereit sein zur Mitarbeit: Über die Ursachen und Faktoren, die die Anfälle auslösen können, sollte man Bescheid wissen und bereit sein, diese Einflüsse, soweit machbar, auszuschließen. Nur so kann die Anzahl der Kopfschmerzattacken und damit auch der Konsum nebenwirkungsbehafteter Schmerzmittel reduziert werden.

So vielfältig wie die Auslösefaktoren für Kopfschmerzen und Migräne sind, gestalten sich auch die individuellen Körperreaktionen. Für jeden betroffenen Patienten können Ursache und Verlauf von Kopfschmerzattacken anders sein. Daher müssen Therapieansätze individuell auf den Einzelnen ausgerichtet sein. Dies setzt allerdings voraus, dass sich die Patienten selbst sehr genau beobachten, um ihrem Behandler die Begleitumstände ihrer Kopfschmerzen auch exakt mitteilen zu können. Sie sollten nicht nur über mögliche Schmerzursachen, sondern auch über die Dauer und Begleiterscheinungen der Kopfschmerzphasen bestens Bescheid wissen.

Die folgenden Fragen können hilfreich sein, um die Schmerzsymptomatik zu beschreiben, und herauszufinden, wann Kopfschmerzen oder Migräneanfälle auftreten:

- Können bestimmte Nahrungsmittel als Auslöser infrage kommen?
- Treten die Schmerzen in Zusammenhang mit der Regelblutung auf?
- Sind Stress oder seelische Belastung ausschlaggebend?
- Spielt körperliche Aktivität eine Rolle?
- Kommen veränderte Schlaf- Wachrhythmen infrage?
- Ist ein Wetterumschwung von Einfluss?
- Wie stark sind die Kopfschmerzen und wie lange halten sie an?
- Wie äußert sich der Schmerz?
  - einseitig
  - zweiseitig
  - pochend oder pulsierend
  - drückend oder dumpf
  - stechend
- Unter welchen Begleitsymptomen leiden Sie?
  - Übelkeit
  - Erbrechen
  - Lärmscheu
  - Lichtscheu
  - Sprachprobleme
  - andere
- Welche Erfahrungen haben Sie mit welchen Medikamenten gemacht?

Mein Tipp

Bei Neigungen zu Kopfschmerzen oder Migräne kann Akupunktur hilfreich sein. Im Durchschnitt sind dafür etwa 5 bis 10 Behandlungstermine notwendig. Dabei werden in Abhängigkeit von der Kopfschmerz- bzw. Migräneart und auch den Begleiterscheinungen verschiedene Entspannungspunkte bzw. auch der Gallen- und Lebermeridian (zum Beispiel bei Erbrechen) behandelt. Weitere Infos zur Behandlung und Hilfe bei der Suche nach einem Arzt oder Therapeuten finden Sie auf der Webseite www.akupunktur.de.

Spielen psychische Faktoren für die Entstehung der Kopfschmerzen oder Migräne eine Rolle, so sollte der eigene Lebensstil generell überdacht werden. Man sollte Stress vermeiden und sich für den Tag nicht mehr vornehmen, als man auch tatsächlich schaffen kann. Und Konflikte sollten in einem bestimmten zeitlichen Rahmen gelöst werden, damit sie nicht endlos belasten.

Ein ernst zu nehmendes Problem unserer Zeit ist auch die »Reizüberflutung« (Umwelt, Fernsehen, Computerspiele, Medien), die den Körper überfordern und, quasi als Warnsignal, eine Kopfschmerzattacke hervorrufen kann. Um dies zu verhindern, sollte man ausgeglichen leben. Zu einem ausgeglichenen Leben gehören regelmäßige »Auszeiten« in Form von Ruhe und Entspannung. Für Kopfschmerzpatienten können Entspannungstechniken, wie beispielsweise Autogenes Training, hilfreich sein. Falls man für entstehende Schmerzattacken ein zeitlich geändertes Schlaf-/Wachverhalten als Auslöser beobachten kann, dann sollte man auf die Einhaltung eines gleichmäßigen Rhythmus - auch am Wochenende oder während der Urlaubszeit - bedacht sein.

Kommt es trotz aller Vorsichtsmaßnahmen zu Kopfschmerzen oder Migräneanfällen, dann kann häufig der Rückzug in einen stillen, dunklen Raum Linderung bringen. Kältekompressen, Stirn- und Schläfenmassage können ebenfalls hilfreich sein. Manchen Migränikern hilft dagegen ein Spaziergang an der frischen Luft oder Schlaf, der den Anfall beenden kann.

Achtung: Kopfschmerzen durch Schmerzmittel

Vor einer übermäßigen Anwendung von Kopfschmerz- und Migränemitteln sollte man sich nach Möglichkeit hüten, denn ein gesteigerter Medikamentenmissbrauch kann die Schmerzempfindlichkeit erhöhen und letztlich einen medikamentenbedingten Dauerkopfschmerz verursachen. Diesem ist dann nur durch eine völlige Medikamentenabstinenz beizukommen. Eine solche Entzugsbehandlung erfordert in jedem Fall ärztliche Betreuung, in der Regel ist hierzu sogar ein Klinikaufenthalt notwendig. Mit Schmerzmitteln sollte daher sehr bewusst umgegangen werden.

Vitalstoffe und Naturextrakte sorgen für einen klaren Kopf

Den Mineralstoff Magnesium kann man auch bei Kopfschmerzen und Migräne wärmstens empfehlen, denn er setzt die Erregbarkeit von Muskeln und Nerven herab und hat eine beruhigende und entkrampfende Wirkung. Frauen sind oft mit diesem wichtigen Mineralstoff unterversorgt – das trifft vor allem auf Kopfschmerz- und Migränepatientinnen zu. Studien haben gezeigt, dass die Gabe von Magnesium die Anfallshäufigkeit reduziert und, wenn es doch zu einer Migräneattacke kommt, diese weniger heftig ausfällt und weniger lang andauert.

Tabelle 27: Gender nutrition – Lebensmittel für einen klaren Kopf

Lebensmittel	Inhaltsstoffe	Wirkung
Vollwertgetreide, Nüsse, Weizenkleie, Bananen	Magnesium	Beruhigend, entkrampfend
Fleisch, Zuckermais, Vollwertgetreide, Leinsamen	B-Vitamine (vor allem Riboflavin)	Energiestoffwechsel im Gehirn
Fleisch, Vollwertgetreide, Bierhefe, Champignons, Eier	Chrom	Energieversorgung
Thunfisch, Hering, Lachs	Omega-3-Fettsäuren	entzündungshemmend

Bei Migräne ist häufig der Energiestoffwechsel des Gehirns gestört. Allgemein bezieht das Gehirn seine Energie ausschließlich (außer in Fastenzeiten) aus Traubenzucker. Damit dieser gut verwertet werden kann, müssen regelmäßig und auch in ausreichender Menge die Vitamine der B-Reihe zugeführt werden, denn diese sind als »Hilfsstoffe« für die Energiegewinnung unerlässlich. Migränikerinnen sollten ganz besonders auf die ausreichende Zufuhr dieser Mikronährstoffe achten. Von besonderer Bedeutung scheint in diesem Zusammenhang das Vitamin B2 (= Riboflavin) zu sein. Auch hier haben Untersuchungen ergeben, dass Riboflavin-Gaben die Anzahl der Migräneattacken senken können.

Ein weiterer wichtiger Mikronährstoff für die Energieversorgung des Gehirns ist das Spurenelement Chrom. Dieser Stoff, der beispielsweise in Vollwertgetreide, Fleisch, Bierhefe und Pilzen vorkommt, ist für die Verwertung von Kohlenhydraten unverzichtbar, denn Chrom ist Bestandteil des sogenannten »Glucosetoleranzfaktors«. Dieser verbessert die Wirkung von Insulin, welches wiederum den Blutzucker in die Zellen einschleust. Daher ist für einen reibungslosen Energienachschub für das Gehirn das Spurenelement Chrom von wesentlicher Bedeutung. Ein bewährter Pflanzenwirkstoff bei Migräne ist Mutterkraut. Seine Inhaltsstoffe, insbesondere Parthenolid, wirken entzündungshemmend und stabilisieren die Gefäßwände im Gehirn. Dadurch können Häufigkeit und Intensität der Anfälle sinken. Mutterkraut wird am besten regelmäßig eingenommen – nicht während eines akuten Anfalls –, meist in Form standardisierter Kapseln oder Tabletten aus der Apotheke. Von frischen Blättern ist abzuraten, da sie die Mundschleimhaut reizen können.

Da speziell bei der Migräne auch entzündliche Prozesse eine Rolle spielen, mag es hilfreich sein, »entzündungshemmende« Lebensmittel wie zum Beispiel Fisch, vor allem Kaltwasserfisch, beispielsweise Hering, Lachs, Thunfisch, zu sich zu nehmen. In den genannten Fischsorten sind die wertvollen Omega-3-Fettsäuren enthalten, die das Entzündungsrisiko senken können und zudem die Blutgefäße stärken.

→ *siehe Kapitel 18: »Ernährung und Nährstoffe auf einen Blick«*

»WENN DER KOPF SCHMERZT, IST DAS KEIN ZEICHEN VON SCHWÄCHE – SONDERN EIN WARNRUF DES KÖRPERS, ENDLICH INNEZUHALTEN.

16 GOOD IN SHAPE – FRAUEN WOLLEN GUT AUSSEHEN

Diäten – Anleitungen zum unglücklich sein

Es gibt wohl kein Thema, das in vergleichbarer Form die Inhalte von Frauenzeitschriften bestimmt: Hier ist die Rede vom Körpergewicht und vom Kampf, jenes zu halten bzw. überschüssige Pfunde in irgendeiner Form wieder loszuwerden. Das ist ein wesentliches Anliegen der Frauen, denn die Figur bestimmt maßgeblich das äußere Erscheinungsbild. Spätestens wenn sich die Jahreszeit für die leichtere Bekleidung oder gar den Bikini ankündigt, ist »Frau« um das Abnehmen bemüht.

Tatsächlich haben sich in Deutschland sieben von zehn Frauen mindestens einmal schon an einer der vielgerühmten »Wunderdiäten« versucht. Meistens sind diese in ihrer Kalorienzufuhr drastisch reduziert, wodurch ein schneller Abnehmerfolg zu erwarten ist. Hat sich die abnehmwillige Dame mit eisernem Willen durch einen solchen kalorienreduzierten Essplan hindurchgearbeitet, dann zeigt die Waage auch meist eine Gewichtsreduktion an. Aber wie geht es dann weiter? Der häufig zu Beginn der Abmagerungskur zu beobachtende schnelle Erfolg ist in der Regel auf Flüssigkeitsverluste in den Geweben zurückzuführen, und so dauert es in der Regel nicht lange, bis sich eine erneute Gewichtszunahme bemerkbar macht.

Das ist ein Phänomen, das in der Damenwelt nur zu gut bekannt ist: Der »Jo-Jo-Effekt« macht das kurzfristig schöne Ergebnis der Abnehmbemühungen wieder zunichte! Vielfach stellt sich bei den diätaktiven Frauen sogar eine vermehrte Gewichtszunahme ein, die das Ausgangsgewicht – also jenes vor der Durchführung der Diät – übertrifft. Und dann wird ein neuer Versuch, das Hüftgold zu schmelzen, noch schwieriger.

Mein Tipp

Versuchen Sie, sich mit Aktivitäten (beispielsweise einem Spaziergang oder einem Gespräch mit einer Freundin) vom Kummerspeck und vom Frustessen abzulenken und halten Sie für solche Gelegenheiten etwas Rohkost (zum Beispiel Möhren) parat, an der Sie beim Kauen »Dampf ablassen« können.

Mit den Pfunden schwinden oft auch die Muskeln

Unser Körper lässt bekanntlich nicht alles mit sich machen. Er wehrt sich – und das tut er auch, wenn wir ihm den »Energiehahn« zudrehen. Bei einer drastisch kalorienreduzierten Diät stellt der Körper auf »Sparflamme« um, und im Zuge dessen wird zunächst einmal der Grundumsatz erniedrigt. Dieser entspricht der Energiemenge, die der Körper in Ruhe benötigt, um die Stoffwechselfunktionen aufrechterhalten zu können. Damit passt sich der Organismus der verminderten Nährstoffzufuhr an.

Gleichzeitig hält der diätgestresste Körper aber Ausschau nach weiteren, verfügbaren Energiequellen und wendet sich nun dem Muskeleiweiß zu. Damit haben die abnehmwilligen Frauen ein weiteres Problem, denn in den Muskeln sitzen die Mitochondrien – das sind die »Brennöfen«, in denen die Fette und Kohlenhydrate verheizt werden. So ist es mit dem Schrumpfen der »Muckis« noch schwieriger, die lästigen Speckröllchen los zu werden. Doch damit noch nicht genug – sind die Muskeln erst einmal weg, dann können sie nur mühsam mit regelmäßigem sportlichem Training wieder aufgebaut werden.

Mein Tipp

Sollten Sie nicht zu den Bewegungsfreudigen zählen, dann stecken Sie sich kleine Ziele. Versuchen Sie beispielsweise, möglichst viel zu Fuß zu erledigen und nehmen Sie sich vor, täglich wenigstens 20 Minuten stramm zu gehen oder zu walken. Vielleicht hilft Ihnen ein Schrittzähler, den Sie ganz einfach am Hosengürtel oder -bund befestigen können? Dann haben Sie einen Ansporn, täglich (noch) mehr Schritte zu gehen.

Unbestritten ist, dass jede gewichtsreduzierende Maßnahme durch Bewegung unterstützt werden sollte, denn trainierte »Muckis« verbrennen mehr Fett als ihre schlaffen Kollegen. Diese Unterstützung sollte man in jedem Fall versuchen, denn durch die körperliche Aktivität fällt nicht nur das Abnehmen leichter, sondern man profitiert insgesamt von einem positiven Einfluss auf Körper und Psyche. Untersuchungen haben sogar gezeigt, dass »bewegte« Übergewichtige eine höhere Lebenserwartung haben als schlanke »Faultiere«.

»Fettschmelze« durch Naturstoffe

Frauen stört an sich selbst vor allem der Hüftspeck oder auch die dicker werdenden Oberschenkel, während sie ihre Brustsilhouette gerne behalten möchten und auch im Gesicht nicht unbedingt »wie ausgemergelt« aussehen möchten. Das ist nicht immer ganz einfach, vor allem dann, wenn der Gewichtsverlust rapide, in zu kurzer Zeit erfolgt.

Eines muss »Frau« sich klar machen: Will sie ein Kilogramm ihres Fettdepots verlieren, dann bedeutet das, am Essen insgesamt 7000 kcal einzusparen. Kürzt man täglich auf dem Speisezettel 500 kcal ein, dann kann man damit in einer Woche etwa ein Pfund Fett abbauen, wobei die Speckrollen am Bauch am ehesten zum Schmelzen gebracht werden können. Allerdings sind die weiblichen Problemzonen an Oberschenkeln, Hüfte und Po dafür manchmal umso hartnäckiger.

Wer den Fettabbau zusätzlich unterstützen möchte, dem seien »Fatburner« aus der Natur empfohlen, allen voran beispielsweise ein Extrakt aus Zitrusfrüchten (Bitterorange, Blutorange, Grapefruit) und dem koffeinhaltigen Guarana (Seifenbaumgewächs). Dieser Bioburner, der von einem französischen Forschungsteam entdeckt wurde, unterstützt auf natürlichem Weg den Abbau der Körperfettmasse. Die Fette werden dabei in ihre Einzelteile Glyzerin und freie Fettsäuren zerlegt und diese (zuletzt genannten Spaltprodukte) können dann von den Muskeln verbrannt werden. Die patentierte Formel dieses Extrakts ist inzwischen in drei klinischen Studien, die mit insgesamt mehr als 270 Frauen und Männern durchgeführt wurden, auf ihren Effekt hin geprüft worden. Nach einer dreimonatigen Anwendungsdauer war das Bauchfett (»Schwimmring«) deutlich geschmolzen, der Hüft- und der Körperumfang hatte jeweils um mehr als 5 Zentimeter abgenommen und auch das Körpergewicht wurde um durchschnittlich 5,2 Kilogramm verringert. Das passt letztlich zu der Empfehlung, dass nur das langsame Abnehmen (etwa ein Pfund pro Woche) zielführend ist.

→ *siehe Kapitel 18: »Ernährung und Nährstoffe auf einen Blick«*

Grüntee und Bittermelonenextrakt als zusätzliche Booster

Verschiedenen Studien zufolge scheint auch Grüntee eine günstige Wirkung auf die Fettverbrennung zu haben. So hat eine Untersuchung, die vom Deutschen Institut für Ernährungsforschung durchgeführt wurde, Hinweise darauf erbracht, dass die im Grüntee enthaltenen Polyphenole die Schmelzung der Fettpolster anregen und so der Gewichtszunahme entgegenwirken können.

Eine Reihe weiterer Studien hat gezeigt, dass Grüntee den Stoffwechsel ankurbelt, den Energieverbrauch erhöht und die Fettverbrennung anwirft. Die im Grüntee enthaltenen Stoffe drosseln wohl auch die Kohlenhydratverwertung und bieten dem Hungergefühl Einhalt. So ist es nicht verwunderlich, dass der Konsum von Grüntee (oder Grüntee-Extrakten) mit einer Abnahme des Körpergewichtes und des Körperfettanteils (speziell des gefährlichen Bauchfetts) einhergeht. Auch das »böse« (LDL-) Cholesterin sinkt. Allerdings sollte man, um in den Genuss dieser positiven Wirkungen zu kommen, täglich mindestens 4 bis 5 Tassen von diesem gesunden Getränk konsumieren. Wer keinen Grüntee mag, der kann auf Grüntee-Extrakte in Kapselform ausweichen, denn auch diese wirken, wie Studien ergeben haben, in vergleichbarer Weise.

→ *siehe Kapitel 18: »Ernährung und Nährstoffe auf einen Blick«*

DIÄTEN SIND KEIN WEG ZUM GLÜCK – SIE VERSETZEN DEN KÖRPER IN STRESS.

17 SCHÖNHEIT VON INNEN – HAUT UND HAARE

Die Haut: Der Spiegel der Seele – und des Lebensstils

Für Frauen ist gutes Aussehen wichtig, und das wird nicht nur von der Figur, sondern vor allem auch über die Ausstrahlung des Gesichtes maßgeblich mitbestimmt. Diese Ausstrahlung hängt in erster Linie von unseren Erfahrungen, von unserer weiblichen Zufriedenheit und von den persönlichen Lebensumständen ab, denn Freude, Spaß, Anstrengung, Zorn und Trauer – alle Gefühle spiegeln sich früher oder später in unserer Mimik. Das sind Einflüsse, die wir Frauen nur bedingt in der Hand haben und somit auch nicht unmittelbar steuern können, denn belastenden Schicksalsschlägen oder schwierigen Krisen können wir kaum aus dem Weg gehen. Aber wir sollten uns auch nicht von ihnen unterkriegen lassen und vor allem sollten wir versuchen, die kleineren Alltagsprobleme gelassener und mit mehr Humor anzugehen, denn unser Gesichtsausdruck wird es uns danken.

Letztendlich zeichnet sich unser Leben in unserem Gesicht und in den im Lauf des Lebens entstehenden Falten ab. Für diese spielen zum Teil auch erbliche Faktoren eine Rolle.

Frauen sind dünnhäutig

Wir wissen es ja schon lange: Männer haben im Gegensatz zu uns Frauen ein »dickes Fell« – das bezieht sich nicht nur auf die Gefühlswelt, sondern tatsächlich auch auf die Haut.

Die »äußere Hülle« ist ein komplexes, vielschichtiges Gebilde, das mit einer Gesamtoberfläche von zwei Quadratmetern unseren Körper überzieht. Man kann dieses Schutzorgan grob in drei Bereiche unterteilen: Außen befindet sich die Oberhaut (Epidermis) mit den Hautanhangsgebilden, den Haaren und Nägeln. Darunter liegt die dickere Lederhaut (Dermis), die das Kollagen enthält und für die Elastizität und Festigkeit der Haut von Bedeutung ist. Unter der Lederhaut sitzt die Unterhaut (Subkutis), welche die Haut mit dem tieferen Gewebe verbindet. Dort entspringen auch die Schweißdrüsen und die Haarbälge, aus denen die Haare hervorgehen.

Obgleich dieses Bauprinzip bei Frauen und Männern grundlegend gleich ist, gibt es unterschiedliche Ausprägungen der einzelnen Schichten. So ist die Epidermis der Frau deutlich dünner, besitzt ein feineres Relief und reagiert leider auch anfälliger auf »Hautsünden«, wie zum Beispiel Sonneneinstrahlung, Umweltbelastungen oder trockene Luft. Die Haut der Frau ist zudem weniger stark durchblutet als jene der »Herrn der Schöpfung«. Bis zum 30. Lebensjahr etwa haben Männer eine deutlich straffere Haut als Frauen, aber mit zunehmendem Alter lässt die Elastizität des Bindegewebes bei den männlichen Zeitgenossen sehr viel stärker nach und die Falten graben sich bei ihnen stärker ein als bei den Frauen.

Hautbeschaffenheit – eine Frage des Alters

Babys und Kleinkinder bestechen durch ihre rosige und straffe Haut und ihren schönen Teint. Diese Eigenschaften der Haut verflüchtigen sich mit dem Heranwachsen mehr und mehr. Warum ist das so?

Tabelle 28: Freude und Leid, aber auch Lebensstil, Alter und das Erbe bestimmen die Faltenbildung der Haut

Augenfalten	Unterhalb der Augen bzw. seitlich am Augenlid; entstehen durch Lachen, aber auch durch Trauer
Augenlidfalten	Unterhalb des Lids; durch schwaches Bindegewebe oder einen hohen Alkoholkonsum bedingt
Halsfalten	Durch starken Zug der Halsmuskulatur erzeugt oder durch (altersbedingten) Abbau von Fett im Bereich des Halses und der Wangen
Nasolabialfalten	Mundwinkelfalten; treten in Erscheinung, wenn die Wangen altersbedingt oder krankheitsbedingt absinken
Oberlippenfalten	Über den Lippen; entstehen in und nach den Wechseljahren, bedingt durch Hormonverluste oder durch Rauchen
Kinnfalten	Furchen im Kinn; bedingt durch den (altersbedingten) Abbau von Fett oder durch starke Aktivität der Kinnmuskeln
Zornesfalten	Häufig in der Stirn; typische Mimik bei Ärger und Sorgen

Solange wir jung sind, wird die Haut gut durchblutet und durch diesen kontinuierlichen Blutstrom auch bestmöglich mit Nährstoffen versorgt. Entstehende Abfallstoffe werden mit dem Blutfluss optimal wegtransportiert. Das Bindegewebe ist elastisch und der Stoffwechsel in den vielen Hautzellen läuft optimal. Mit zunehmendem Alter nimmt die Durchblutung der Haut jedoch ab; das ist bedingt durch Ablagerungen in den Gefäßen. Auch die Hauterneuerung wird gedrosselt. In der

Oberhaut werden zwar bis in das hohe Alter ständig neue Zellen gebildet, allerdings ist die Lebensdauer dieser Zellen kürzer: Sie sterben früher ab. Gleichzeitig verliert die Haut Zellen durch Abschuppung; insgesamt sind die Verluste schließlich höher als der »Nachschub« an neuen Zellen. Die Folge: Die Haut wird dünner.

Mein Tipp gegen hängende Mundwinkel

Haben Sie es schon einmal mit »Facegym« probiert? Ja, Sie haben richtig gelesen: Auch die Gesichtsmuskeln wollen bewegt werden, damit sie nicht vorzeitig erschlaffen. Pressen Sie Ihre Ober- und Unterlippe gegen die Zähne, bis sie kaum noch sichtbar sind. Die Mundpartie formt sich dabei automatisch zu einem breiten »U«. Halten Sie die Spannung sechs Sekunden lang, lassen Sie locker und wiederholen Sie diese »Mundwinkelgym« mehrmals am Tag.

Mit dem Alter nimmt zudem in der äußeren Hautschicht der Epidermis – der Hornschicht – das Wasserbindungsvermögen ab; die Folge: Die Haut wird trocken und spröde. Auch der Stoffwechsel in den Hautzellen verlangsamt sich und die Hautoberfläche wird schlechter mit Fetten beliefert. Schließlich werden auch die Schweiß- und Talgdrüsen »müde« und die Geschmeidigkeit der Haut reduziert sich drastisch. Doch damit nicht genug. Auch das Bindegewebe macht schlapp: Es wird zunehmend unelastisch und verliert seine Fähigkeit, sich mit Wasser aufzupolstern. Die Haut büßt ihre Spannkraft ein und wirkt häufiger müde und fahl.

Vermeiden Sie »Beautysünden«

Die Art, wie wir leben, zeigt sich unter anderem auch durch die Haut. Rauchen beschleunigt den natürlichen Alterungsprozess der Haut – »Proaging« im Fachjargon genannt. Der Zigarettenqualm verschlechtert die

Durchblutung und behindert damit den Sauerstoff- und Nährstofftransport und die Abfallstoffbeseitigung. Außerdem ist die »Raucherhaut« um 20 bis 40 Prozent dünner als die Haut eines Nichtrauchers, damit verliert sie schneller an Geschmeidigkeit und neigt zur frühzeitigen Faltenbildung.

Der »blaue Dunst« greift auch das Kollagen (Gerüsteiweiß) im Bindegewebe an. Dieses verliert durch die Zigaretteninhaltsstoffe seine hautstraffenden Fähigkeiten. Der negative Effekt wird durch einen Mangel an Vitamin C, der bei Rauchern sehr häufig vorkommt, zusätzlich noch verschärft. Denn Vitamin C hält die kollagenen Fasern im Bindegewebe zusammen und ist damit für die Hautbeschaffenheit ganz wesentlich von Bedeutung.

→ *siehe Kapitel 18: »Ernährung und Nährstoffe auf einen Blick«*

Mein Tipp

Achten Sie darauf, dass Sie nicht zu spät ins Bett gehen und den Schlaf als »Schönheitselixier« nutzen. Versuchen Sie, den Tag ohne Hektik ausklingen zu lassen, und bevorzugen Sie abends eine leichte Kost, damit Sie rasch und tief schlafen können. Ihre Haut profitiert von einem solchen »Beautyschlaf«.

Aber auch Nachtschwärmerinnen tun ihrer Haut nichts Gutes, denn im Schlaf regeneriert sich die Haut. Wer die Nacht zum Tag macht, riskiert eine Verschlechterung der Hautregeneration und wird mit »Augenringen« und blasser und fahler Haut bestraft. Denn während die Schutzhülle tagsüber mit der Abwehr äußerer Belastungen beschäftigt ist, unterzieht sie sich nachts umfangreichen Reparaturmaßnahmen. Dabei werden Zellschäden repariert, die Durchblutung steigt an und die Nährstoffdepots werden wieder aufgefüllt. Mindestens sieben Stunden Schlaf gelten als empfehlenswertes »Antiaging-Programm« für die

Haut. Fällt die Schlafdauer zu kurz aus, kommen die Regenerationsmechanismen nicht richtig zum Zug und die Hautalterung wird begünstigt.

Sonnenbad und Solarium fördern Hautkrebs, besonders bei jungen Frauen

Auch die Sonne macht alt. Die langwelligen UV-A-Strahlen dringen tief in die Haut ein und mindern dort die Fähigkeit zur Wasserbindung. Dadurch wird das Gewebe schlechter mit Feuchtigkeit versorgt, verliert an Elastizität und altert schneller – ein Vorgang, den man als »Photoaging« bezeichnet.

Die kurzwelligen UV-B-Strahlen schädigen das Erbgut in den Hautzellen und sind für die Entstehung von Sonnenbrand und Hautkrebs verantwortlich. Möglicherweise sind auch die UV-A-Strahlen an diesem Prozess beteiligt. Die UV-B-Strahlen setzen außerdem die Abwehrzellen in der Haut schachmatt und legen damit teilweise das Immunsystem lahm. Gerade deswegen können sich beispielsweise »schlafende« Herpesviren im Sonnenurlaub »stark machen« und die gefürchteten Herpesbläschen an den Lippen hervorrufen.

Dass ein Übermaß an UV-Strahlung den Hautkrebs begünstigen kann, ist ja inzwischen als Botschaft in weiten Teilen der Bevölkerung angekommen, aber eine kürzlich veröffentlichte Untersuchung des National Cancer Institutes führte dennoch zu einer erschreckenden Erkenntnis. Im Rahmen dieser Studie wurden Daten von etwa 20.000 Personen (im Alter zwischen 15 bis 39 Jahren), die im Zeitraum von 1980 bis 2004 am Schwarzen Hautkrebs (Melanom) erkrankt waren, näher untersucht. Daraus ergab sich, dass die jährliche Erkrankungsrate bei den beobachteten Männern über die Jahre hinweg konstant blieb, während sich bei den Frauen im genannten Zeitraum eine Zunahme des Hautkrebses um 50 Prozent zeigte – das heißt, es erkrankten eineinhalbmal so viel Frauen wie Männer an dieser lebensbedrohlichen Form des Hautkrebses.

Des Weiteren stellten die Forscher fest, dass die Melanome bei Frauen schneller Metastasen bildeten als bei den betroffenen Männern. Vermutet wird die bevorzugte weibliche Lust zum Sonnenbaden oder zur Solariumbräune. Besonders gefährdet sind hellhäutige Frauen, die den schützenden braunen Farbstoff (Melanin) nur in unzureichendem Maß bilden können und schnell zu Rötungen und Sonnenbränden neigen. Wer als Kind oft eine verbrannte Haut hatte, trägt ebenfalls ein erhöhtes Risiko für den gefährlichen »schwarzen« Hautkrebs.

Entzündungen und oxidativer Stress

Richtig stressig wird es für die Haut, wenn sie mit den freien Radikalen kämpfen muss. Das sind winzig kleine Teilchen, die im Körper unter anderem vermehrt durch Luftschadstoffe, UV-Strahlung und Ozon gebildet werden, die Zellen massiv schädigen und den Alterungsprozess beschleunigen können (»oxidativer Stress«). Bei einem ausgedehnten Sonnenbad (aber auch im Solarium!) werden erhebliche Mengen an freien Radikalen in der Haut freigesetzt. Ebenso beim Rauchen entstehen die angriffslustigen Winzlinge vermehrt im Körper. Daher ist der verantwortungsvolle Umgang mit der UV-Exposition und die Rauchabstinenz eine wichtige Antiaging-Maßnahme für die Haut.

Bei Sonnenbrand, Hautunreinheiten, Ekzemen, Rötungen und bei der Hautalterung spielen auch entzündliche Prozesse eine Rolle. Diese muss man sich wie kleine »Feuerbrände« vorstellen, die im Inneren der Hautzellen ihr Unwesen treiben und die Zellen schädigen können, ohne dass man es bemerkt. Das Problematische ist, dass diese »Brandherde« unbemerkt weitere Entzündungsfeuer im Körper legen können und damit allgemein das Risiko für entzündungsbedingte Krankheiten (zum Beispiel Herzkrankheiten, Krebs, Nervenkrankheiten) ansteigen lassen.

Als »Brandzünder« gelten nicht nur Umwelteinflüsse (unter anderem UV-Licht, Rauchen), sondern auch eine mangelhafte Zahnhygiene, Übergewicht und eine Ernährung mit allzu viel Fett (wie beim

Schweinebraten mit der guten, fetten Soße). Um an die »süßen« Vorlieben der Frauen anzuknüpfen: Auch das Stück Torte oder der Schokoriegel »zündeln« und begünstigen die Entstehung der Entzündungsherde. Wer sich hier genauer informieren möchte, dem sei an dieser Stelle mein Buch *Entzündungen – die heimlichen Killer* empfohlen.

Tabelle 29: Die häufigsten »Hautsünden« der Frauen und ihre Folgen

Benutzung aggressiver Körperreinigungsmittel	Zerstörung des natürlichen Säureschutzmantels der Haut
Ausgedehnte Sonnenbäder	Beschleunigte Hautalterung, Verlust der Elastizität, Faltenbildung
Flüssigkeitsmangel	Gefahr der Hauttrockenheit und vorzeitigen Faltenbildung
Rauchen	Zigaretteninhaltsstoffe verschlechtern die Durchblutung und lassen die Haut fahl erscheinen
Schlafmangel	Beeinträchtigung der Hautregeneration
Solarium	Beschleunigte Hautalterung, Elastizitätsverlust, Faltenbildung
Verzicht aufs Abschminken	Verstopfung der Hautporen, Begünstigung von Hautunreinheiten
Vitalstoffarme Kost	Nährstoffmangel der Haut, Verschlechterung des Hautbildes, vorzeitige Faltenbildung

Trinken, trinken und nochmals trinken

Unser Durstgefühl meldet sich häufig viel zu selten – und das ist von großem Nachteil für die Haut, denn diese benötigt viel Feuchtigkeit, um ihr jugendliches, pralles Aussehen zu bewahren. Mindestens anderthalb bis zwei Liter sollten wir täglich trinken – zweieinhalb bis drei Liter sind noch besser für die Haut, vor allem für Frauen in oder jenseits der Wechseljahre. Während dieser Zeit lässt die körpereigene Östrogenproduktion nach und damit fehlt leider auch zunehmend der positive Einfluss, den diese Hormone auf die Haut ausüben. Die typisch weiblichen Stoffwechselregulatoren sorgen nämlich dafür, dass die Haut elastisch und prall aussieht.

Östrogene sind an der Bildung von Kollagen beteiligt und somit für die Elastizität der Haut von enormer Bedeutung. Sie leisten aber im Dienste der Haut noch mehr: So sorgen sie dafür, dass die Hautzellen die Feuchtigkeit gut halten und bewahren die empfindliche Körperhülle vor dem Austrocknen und der Faltenbildung. Deswegen ist es nicht verwunderlich, dass sich Fältchen und tiefe Linien vor allem jenseits der Wechseljahre breitmachen. Wer gerade in dieser Lebensphase zu wenig trinkt, begeht eine echte Beauty-Sünde. Am ehesten geeignet sind Mineralwässer und ungesüßte Tees (Grün-, Kräuter-, Früchtetee). Und dem Flüssigkeitsverlust, der sich über Nacht einstellt, begegnet man am besten, indem man morgens auf nüchternen Magen ein Glas lauwarmes Wasser trinkt – das bekommt auch der Verdauung gut.

Übrigens: Wer es abends ganz eilig hat, ins Bett zu kommen, und auf das Abschminken verzichtet, tut seiner Haut auch nichts Gutes, denn unter der Kleisterschicht des Make-ups verkleben die Poren und damit wird Hautunreinheiten Vorschub geleistet. Also, auch wenn es noch so spät am Abend ist: unbedingt die Haut reinigen und die Schminke entfernen!

→ *siehe Kapitel 18: »Ernährung und Nährstoffe auf einen Blick«*

Hyaluronsäure – zusätzlicher Feuchtigkeitsbooster

Sie kommt in der Haut, aber auch in den Gelenken und im Glaskörper des Auges vor: die Hyaluronsäure. Sie ist das Geheimnis praller und jugendlicher Haut, denn das Riesenmolekül ist in der Lage, in großer Menge Wasser – und damit Feuchtigkeit – zu binden. Diese Speicherkapazität der Hyaluronsäure sorgt für ein größeres Volumen und ein Aufpolstern der Haut von innen.

Leider lässt die körpereigene Fähigkeit, Hyaluronsäure in ausreichendem Maß zu bilden, mit zunehmendem Alter nach. Knackende und schmerzende Gelenke sind hier ein deutliches Zeichen dafür, denn Hyaluron kommt auch in der Gelenkflüssigkeit vor. Aber auch die Hautbeschaffenheit leidet unter einem Mangel an Hyaluronsäure. Die Haut neigt dann zur Trockenheit und Faltenbildung.

Daher ist es empfehlenswert, »von außen« nachzuhelfen. Aber nicht jede Form von Hyaluronsäure ist gleichermaßen wirkungsvoll. Es kommt letztlich darauf an, dass die Moleküle auch in die tieferen Hautschichten vordringen können. Während hochmolekulare Hyaluronsäure (Molekulargewicht ab 1500 kDa) kurzfristig auf der Hautoberfläche für »glow« sorgen kann, bringt erst die niedermolekulare Hyaluronsäure (Molekulargewicht bis zu 50 kDa) den langfristigen Effekt. Die kleineren Moleküle können die Hautschichten besser durchdringen und im Bindegewebe auch besser gespeichert werden. Eine Kombination aus verschieden großen Molekülgrößen versorgt die Haut von außen nach innen und bringt die Feuchtigkeit und damit auch die Glättung der Haut zurück. Es lässt sich somit eine Sofort-, aber auch eine Langzeitwirkung in den tieferen Hautschichten erzielen. Empfehlenswert ist es, die verschiedenen Hyaluronsäurearten mit Essenzen und pflanzlichen Ölen sowie Pflanzen- bzw. Algenextrakten zu kombinieren. Pflanzenextrakte wie zum Beispiel Rotalgenextrakt oder auch der Extrakt der Rose von Jericho (Auferstehungspflanze) sind als zusätzliche Hydrobooster ebenfalls interessant. Sie binden nicht nur selbst zusätzlich Wasser, sondern fördern darüber hinaus auch die körpereigene Hyaluronsäurebildung. Manchmal sind sie mit Hyaluronsäurearten kombiniert. Solche Produkte stärken auch die hauteigene Barrierefunktion und mindern so den weiteren Verlust von Feuchtigkeit. Die Haut wirkt wieder aufgepolstert, frischer und vitaler.

→ *siehe Kapitel 18: »Ernährung und Nährstoffe auf einen Blick«*

Naturstoff statt Botox

Die Wirkung von Botox in der ästhetischen Medizin (Gesichtsbehandlung) ist ja bekannt: Das Nervengift lähmt die Muskulatur und wirkt damit Mimikfalten entgegen, die durch das Zusammenziehen von Muskelpartien im Gesicht entstehen.

Aber nicht alle Frauen sind zu einer solchen »Verschönerungsmaßnahme« bereit. Viele möchten eher »natürliche Hilfen« zur Faltenreduktion in Anspruch nehmen. Hierfür kommt ein interessantes Korbblütlergewächs infrage, das einen hautentspannenden Wirkstoff enthält: das Spilanthol. Dieser Wirkstoff, der in den Blüten der Jambú-Pflanze in nennenswerter Konzentration zu finden ist, wirkt sanft auf die Nervenrezeptoren der Haut ein und führt hier zur Entspannung. Mimikfältchen, zum Beispiel im Stirn- oder Mundbereich, und Krähenfüße lassen sich dadurch zum Teil glätten. Der Pflanzeninhaltsstoff legt die Gesichtsmuskeln nicht (wie Botox) komplett lahm, sondern lässt eine Mimik zu. Die langfristige Anwendung führt nicht zu einer Gewöhnung, sondern geht mit verstärkenden Effekten einher. Es gibt Präparate in Kombination mit verschiedenen Hyaluronsäurearten, die dabei helfen, die Faltenbildung so auf natürliche Weise zu bekämpfen.

Vitamine sind eine echte »Hautsache«

Die Haut erneuert sich etwa alle 28 Tage, mit zunehmendem Alter erhöht sich diese Spanne, etwa ab dem 40. Lebensjahr dauert es 40 bis 60 Tage, bis wir uns komplett »gehäutet« haben. Während dieser Zeit werden ständig alte Hautzellen abgeschilfert und neue gebildet. Das ist ein enormer Kraftakt für die Haut. Klar, dass dieser Prozess nur vonstattengehen kann, wenn eine ausreichende und regelmäßige Zulieferung wichtiger »Hilfsstoffe« für diese Zellerneuerung erfolgt. Ganz besonders wichtig sind hier die Vitamine, ohne die im Hautstoffwechsel überhaupt nichts läuft.

Vor allem die B-Vitamine (zum Beispiel Biotin, Pantothensäure) sind für die Zellneubildung gefragt, denn diese spielen im Energiestoffwechsel eine erhebliche Rolle. Sie sind aber auch an der Feuchtigkeitsregulierung und an den Reparaturmechanismen der Haut mitbeteiligt. Wer auf eine gesunde Haut, schönes Haar und glatte Fingernägel Wert legt, der sollte auf die regelmäßige Aufnahme dieser »Beautyvitamine« besonders achten. B-Vitamine finden sich vor allem in Fisch und Fleisch, Milchprodukten, Eiern und Vollwertgetreide.

Ein weiterer wichtiger Mikronährstoff für die Haut ist das Vitamin C. Dieses ist an der Herstellung des Kollagens mitbeteiligt und somit für die Unterstützung des Bindegewebes, die Spannkraft und die Elastizität der Haut unerlässlich. Außerdem wirkt Vitamin C der Entstehung dunkler und unschöner Altersflecken entgegen und bekämpft als Radikalfänger wirkungsvoll die schädlichen und alt machenden freien Radikale.

→ *siehe Kapitel 18: »Ernährung und Nährstoffe auf einen Blick«*

Nährstoffkosmetik: Facelifting durch Ernährung

Schönheit kann man essen! Tatsächlich kann die innere und äußere Anwendung von Vitalstoffen und hautunterstützenden Biostoffen dem Hautbild guttun und die »äußere Hülle« in ihrem Kampf mit den täglichen »Anfeindungen« (zum Beispiel Umweltgiften, UV-Stress) unterstützen. Mikronährstoffe wie Vitamine, Mineralstoffe und Spurenelemente (orthomolekulare Substanzen) tragen zur Verzögerung von Alterungsprozessen bei und sorgen für die Vitalitätserhaltung der Haut. Also ran an die vollwertige, pflanzenbetonte Hauternährung, im Dienste der Schönheit!

Aber was hat es nun mit »Nährstoffkosmetik« auf sich? Hier sind ganz spezielle Hautpflegeprodukte gemeint, die vorwiegend natürliche Nährstoffe, aber auch hautidentische Aktivstoffe (zum Beispiel Hyaluronsäure, Ceramide, Harnstoff) sowie natürliche Pflanzenöle beinhalten - also einen ganz speziellen Mix. Dieser unterstützt die Hautfunktionen und trägt - auf natürlichem Weg - zur Regulierung irritierter oder belasteter Haut sowie zur Wiederherstellung gesunder Hautfunktionen bei. Es ist wichtig, dass eine solche Kosmetik keine gesundheitsgefährdenden Begleitstoffe enthält, wie zum Beispiel Mikroplastik: PEG, Silikone, vergällte Alkohole, Paraffine oder sonstige Erdölprodukte oder Parabene. Leider sieht die Wirklichkeit häufig ganz anders aus: Viele Hautpflegeprodukte - auch sehr hochpreisige - liefern jede Menge Zusatzstoffe, aber enthalten kaum wertvolle Aktiv- oder gar für die Haut immer notwendiger werdende Nährstoffe.

Diesem Thema hat sich die Deutsche Gesellschaft für Hautgesundheit verschrieben. Ihr Anliegen ist, die positiven Erkenntnisse, die man in der Vitalstoffmedizin (orthomolekulare Medizin) in Bezug auf die Gesamtgesundheit des Menschen gewinnen konnte, mit dem ganzheitlich orientierten Lehransatz der orthomolekularen Kosmetologie auf die Haut zu übertragen. Die sogenannte orthomolekulare Kosmetologie bietet hier als wissenschaftlich basierte Methode einen Ansatz, der jenseits von Skalpell und Facelifting angesiedelt ist: Die Hauterneuerung und Aktivitätsverbesserung der Haut kann durch die Zufuhr einer vitalstoffreichen Haut-Ernährung deutlich verbessert werden, wenn dabei zeitgleich eine den individuellen Hautbelastungs- und Unterversorgungskriterien angepasste Nährstoffkosmetik von außen aufgebracht wird. Da das Wissen um die ernährungsspezifischen Zusammenhänge der Haut auch bei vielen Kosmetikinstituten noch weitgehend fehlt, ist es sinnvoll, auf Kosmetikerinnen zu achten, die eine spezialisierte und berufserweiternde Zusatzausbildung absolviert haben, die mit der Bezeichnung »Hauternährungsberaterin« bzw. »Orthomolekular-Kosmetologin« betitelt ist.

→ *siehe Kapitel 18: »Ernährung und Nährstoffe auf einen Blick«*

Cellulite – typisch Frau

Etwa 80 bis 90 Prozent aller Frauen leiden unter Dellen und Pölsterchen an Beinen und/oder Po. Das ist zwar kein direktes gesundheitliches Problem, liefert aber dennoch Hinweise auf eine ungesunde Lebensweise. Warum vor allem Frauen von diesen Dellen, Grübchen und Pölsterchen betroffen sind, hängt mit der Beschaffenheit der weiblichen Haut zusammen. Ihre Haut ist, wie bereits erwähnt, dünner und vor allem auch elastischer als beim Mann. In der Unterhaut finden sich bei den Frauen vermehrt Fettzellen, die noch dazu deutlich größer werden können (als die männliche Haut), und das Bindegewebe ist viel lockerer aufgebaut. Das hat für uns Frauen den Vorteil, dass wir (zum Beispiel für eine Schwangerschaft) besser Nahrungsreserven aufbauen können und das Gewebe (während einer Schwangerschaft und Geburt) nachgeben kann.

Tabelle 30: Mögliche Ursachen für Cellulite

Erbgut
Übergewicht, Adipositas
Hautbeschaffenheit
Östrogene
Bindegewebsschwäche
Übersäuerung
Oxidativer Stress
Lebensstilfaktoren (Rauchen, Crash-Diäten, Bewegungsmangel, Alkohol)

Leider aber können sich durch diese weibliche Hautbesonderheiten auch die Fettzellkammern leichter nach oben in die äußerste Hautschicht verschieben und dort die unliebsame Orangenhaut begünstigen. Und häufig werden durch die Vergrößerung der Fettzellen auch benachbarte Blut- und Lymphgefäße zusammengepresst und die Durchblutung und Versorgung mit Nährstoffen dadurch eingeschränkt.

Begünstigt wird das unschöne Hautbild zusätzlich von einem gestörten Säure-Basen-Haushalt und einem vermehrten oxidativen Stress. Auch Übergewicht und Bewegungsmangel sind maßgeblich an der Cellulite beteiligt. Hier gilt es anzusetzen, um die Dellen und Pölsterchen wieder loszuwerden.

Naturextrakte bringen die Beine wieder in Form

Naturextrakte bringen die Beine wieder in Form. Bewegung, Bewegung und nochmals Bewegung - so lautet das Credo für schöne Beine und einen knackigen Po. Aber manchmal reicht das alleine nicht aus. Unterstützend können hier Pflanzenextrakte angewendet werden, die die Ursachen für die Cellulite effizient bekämpfen.

Im Süden Europas wächst eine wohlschmeckende Frucht, die es im wahrsten Sinn des Wortes »in sich« hat. Die spezielle Melonenart ist besonders reich an Enzymen mit dem Namen »Superoxid-Dismutase«. Diese üben, wie in klinischen Studien gezeigt wurde, einen günstigen Einfluss auf das Bindegewebe aus, mindern den Druck, mit dem die Fettzellen versuchen, in die obere Hautschicht zu gelangen, und wirken sich korrigierend auf die Fettzellvergrößerung aus. Dadurch werden die Dellen deutlich gemindert und Beine und Po werden an der Oberfläche wieder glatter.

Eine wissenschaftlich durchgeführte, placebo-kontrollierte Doppelblindstudie belegt bei mehr als 70 Prozent der teilnehmenden Frauen (Alter: 31 bis 50 Jahre), die diese Enzyme angewendet haben, eine sichtbare Verbesserung des Erscheinungsbildes der Orangenhaut. In Kombination dazu ist es sinnvoll, einen Rindenextrakt der maritimen Kiefer anzuwenden, der reich an sekundären Pflanzeninhaltsstoffen ist. Diese fördern die Durchblutung und begünstigen damit unter anderem auch den Abtransport von Abfallstoffen aus dem Bindegewebe.

Mein Tipp

Sorgen Sie für Bewegung und duschen Sie täglich im Wechsel von warm auf kalt. Auch Bürstenmassagen sind hilfreich. Nehmen Sie die oben beschriebenen Pflanzenextrakte und Mikronährstoffe zu sich, achten Sie auf Ihr Gewicht und eine vitalstoffreiche, pflanzenbetonte Ernährung.

Eine weitere Heilpflanze im Bunde ist der Brennnesselextrakt. Er ist besonders reich an siliziumhaltiger Kieselsäure, die das Bindegewebe kräftigt. Auch die ausreichende Versorgung mit bestimmten Mikronährstoffen ist bei Cellulite wichtig. Die Spurenelemente Kupfer und Zink werden als Baustoffe für die Struktur des Bindegewebes benötigt und schützen die empfindlichen Zellen vor oxidativem Stress. Zink wird auch zur Regulation des Säure-Basen-Haushalts und zur Hauterneuerung benötigt. Vitamin C braucht der Körper zur Synthese von Kollagen und auch zur Abwehr von schädlichen freien Radikalen.

Haare – auf dem Kopf tut sich was!

Ob lang oder kurz, ob dicke Mähne oder feine Frisur – für uns Frauen sind die Haare sehr wichtig, denn sie bestimmen zu einem wesentlichen Anteil unser Erscheinungsbild. Haare zählen, wie die Nägel auch, zu den sogenannten »Hautanhangsgebilden«. Die Haare eines Europäers wachsen im Durchschnitt täglich 0,2 bis 0,4 mm. Umgerechnet auf die Haaranzahl produziert der Organismus täglich insgesamt bis zu 30 Meter (!) und im

Monat bis zu 900 Meter (!) Haare. Um diese Aufgabe bewältigen zu können, müssen sich die Zellen der Haarwurzel alle 24 Stunden teilen.

Die Haarwurzelzellen zählen zu den aktivsten Zellen im gesamten menschlichen Körper. Das Haarwachstum selbst verläuft in charakteristischen Schüben. Man unterscheidet die Phase der aktiven Haarbildung (Dauer 2 bis 6 Jahre), ein kurzes Übergangsstadium (Dauer 2 Wochen) und die Ruhephase (Dauer 3 bis 4 Monate). In der Regel fällt das Haar dann aus, denn in derselben Haarwurzel wird bereits ein neues Haar gebildet, das nach außen drängt.

Schreckgespenst Haarausfall

Sie liegen auf dem Kopfkissen, fallen beim Kämmen zu Boden oder hängen in der Bürste: Haarverlust - der Albtraum jeder Frau. Dabei verlieren wir täglich Haare - und das ist zunächst ganz normal, solange die Anzahl der verlorenen Haare etwa unter 100 pro Tag bleibt.

Tabelle 31: Haarige Daten

Anzahl der Haarfollikel	2 Millionen
Anzahl der Kopfhaare	100.000
Haardichte am Körper	200 / cm^2
Haardichte am Kopf	850 / cm^2
Haarwachstum/Tag	0,2 - 0,4 mm
Haarproduktion/Tag	25 - 30
Lebensdauer	2 - 6 Jahre
Haarverlust/Tag	80 - 100

Allerdings können diverse Einflussgrößen den Haarausfall der Frau begünstigen und für ein Ausdünnen der Haare oder eine lichte Stelle (vor allem am Scheitel) sorgen. Dazu zählen in erster Linie die Erbanlagen, die meist den Hormonhaushalt betreffen.

Bei einem hormonell erblich bedingten Haarausfall reagieren die Haarwurzeln besonders empfindlich auf die körpereigenen Hormone – vor allem auf das männliche Sexualhormon Testosteron bzw. auf dessen Abbauprodukt.

Tabelle 32: Mögliche Ursachen für den Haarverlust (Beispiele)

Hormonelle Einflüsse	Wechseljahre, Schwangerschaft, Geburt, Absetzen der Antibabypille
Medikamente	Blutverdünnende Mittel, Blutdrucksenker, Krebsmittel, Schilddrüsenmedikamente, Mittel gegen Depressionen, Epilepsie, Parkinson
Nährstoffdefizite an	B-Vitaminen, Biotin (Vitamin H), Zink, bestimmten Eiweißbausteinen
Stoffwechselstörungen	Diabetes mellitus, Schilddrüsenerkrankungen, erhöhte Blutfettwerte
Stress	

Vor allem während oder nach den Wechseljahren ist dies von Bedeutung. Während dieser Phase lässt die körpereigene Produktion der weiblichen Hormone (Östrogene) nach und die männlichen Hormone (Testosteron) – die in geringen Mengen auch bei der Frau gebildet werden – gewinnen die Oberhand.

Typisch ist bei dieser Art des Haarausfalls das lichter werdende Haar am Scheitel. Ebenso können hormonelle Umstellungen im Zuge der Schwangerschaft oder auch nach dem Absetzen der Antibabypille einen Haarverlust verursachen.

Umweltfaktoren und aggressive Haarfärbemittel oder Dauerwellen können den Haaren ebenfalls schaden und zu Haarstrukturschäden führen, bei denen das Haar über der Kopfhaut abbricht. Solche Haarbehandlungen können zum Ausdünnen des Haarschopfes beitragen, obgleich die Haarwurzel intakt ist. Man spricht in diesem Fall nicht von einem »echten« Haarausfall.

Auch Stress und/oder bestimmte Medikamente (siehe Tabelle 32, Seite 184) können zum Haarverlust beitragen. Besonders »haarunfreundlich« ist außerdem ein Mangel an Vitaminen, Mineralstoffen und Spurenelementen, denn die werden vom rasch wachsenden Haar geradezu »verschlungen«. Sehr wichtig für die Haargesundheit ist daher eine vitalstoffreiche Ernährung und die ausreichende Zufuhr von Eiweißstoffen, denn das sind die Bausteine, die für die Haarerneuerung unverzichtbar sind.

Wo kommen auf einmal die grauen Haare her?

Ob rot, blond oder braun – die Haarfarbe des Menschen entsteht durch Farbpigmente (Melanine), die über spezielle »Fabriken« (den Melanozyten) im Haarbalg hergestellt werden. Im Wesentlichen handelt es sich hierbei um ein schwarz-braunes Pigment, das für die Farbtiefe verantwortlich ist, und um ein rotes Pigment, das die blonde, aber auch rote Farbe mitbestimmt. Je nach Mischungsverhältnis dieser beiden »Grundfarben« kommen die unterschiedlichsten Schattierungen der Haarfarbe zustande.

Eine Erklärung, wie graues Haar zustande kommt, ist folgende: Lässt – meist mit zunehmendem Alter – die haareigene Produktion an Melanin nach, dann werden statt des fehlenden Pigments kleine Luftbläschen in den Haarschaft eingebaut, was zur Folge hat, dass das Haar grau bis weiß erscheint. Insgesamt ist das ein Prozess, der sich eher über einige Zeit, das heißt Jahre, hinzieht. Nur in sehr seltenen Fällen kann es vorkommen, dass die Haare rascher (quasi »über Nacht«) ihre Farbe verlieren.

Inzwischen gibt es eine neuere Erkenntnis zur Vorstellung, wie graue Haare entstehen. Demnach produziert das Haar mit zunehmendem Alter vermehrt ein Bleichmittel, das auch zum Blondieren beim Friseur verwendet wird: Wasserstoffperoxid. Dieser Stoff wird zwar überall im Körper in geringen Mengen gebildet, aber bei älteren Menschen kann er nicht mehr in ausreichendem Maß abgebaut werden und häuft sich zum Beispiel auch in den Haaren an. Dieser haareigene »Entfärber« hemmt wichtige Enzyme, die für die Pigmentherstellung notwendig sind, und dann machen sich die grauen Strähnchen auf dem Kopf nach und nach breit.

Gesunder Haarwuchs mit Mikronährstoffen

Wachstum kostet Nährstoffe – das ist eine altbekannte Tatsache in der Biologie und das trifft auch auf das Haarwachstum und die Haarerneuerung zu. Umgerechnet auf die Haaranzahl produziert der Organismus täglich, wie erwähnt, insgesamt bis zu 30 Meter Haare. Gesundes Haar braucht somit nicht nur eine gute Pflege, sondern eine ausreichende Anlieferung von Vitalstoffen (Vitaminen, Mineralstoffen, Spurenelementen), welche die stoffwechselaktiven Haarwurzeln mit dem notwendigen »Futter« versorgen. Immerhin teilen sich die Haarwurzelzellen fünfmal schneller als andere Zellen. Die aufgenommenen Haarbeautystoffe werden letztendlich über das Blutgefäßsystem und über besonders feine Blutbahnen zur Haarwurzel transportiert.

Sehr wichtig für gesundes und kräftiges Haar sind zum Beispiel die B-Vitamine, denn diese sind für die Bereitstellung von Energie unverzichtbar, sie werden von der Haarwurzel in »rauen Mengen« für das Haarwachstum benötigt.

Tabelle 33: Gender nutrition – Haarfreundliche Mikronährstoffe und ihr Vorkommen in Lebensmitteln

Lebensmittel	Haarfreundliche Inhaltsstoffe	Wirkung
Hülsenfrüchte, Getreide	Pflanzliche Proteine	Gesunde Haarstruktur
Hafer, Hirse, Petersilie, Blumenkohl	Silizium	Haaraufbau, Haarstruktur
Hering, Nüsse, Brokkoli	Pantothensäure	Haarwachstum, Pigmentbildung
Fleisch, Fisch, Milchprodukte	Zink	Haarwurzelzellteilung, Haarwachstum, Haarstruktur
Vollkorngetreide, Nüsse, Spinat	Biotin	Gesunde Haarstruktur

Von besonderer Bedeutung ist die Pantothensäure (B5). Dieses B-Vitamin kurbelt den Haarwuchs an und fördert die Pigmentbildung. Damit kommt das Haar – so wie wir das üblicherweise auch gewöhnt sind – quasi schon in der »richtigen« Farbe aus der Haarwurzel heraus. Ohne diese farbgebenden Komponente würde unser Kopf eher der Mähne eines gescheckten Shetlandponys ähneln. Ein Mangel an diesem Haarvitamin kann sich beispielsweise unter der Anwendung der Antibabypille, vermehrtem Alkoholkonsum oder bei Verdauungsstörungen einstellen.

Auch Spurenelemente wie zum Beispiel Zink sind für die Gesunderhaltung des Haares wichtig. Der haarnotwendige Vitalstoff ist für die Zellneubildung unerlässlich und speziell für den Aufbau des

Struktureiweißes des Haares (Haarkeratin) von Bedeutung. Günstig wirkt sich die Kombination aus Zink und B-Vitaminen aus, da die Zinkverwertung unter anderem auch von der Versorgung mit B-Vitaminen abhängt. Letztendlich können die genannten Nährstoffe der bedürftigen Haarwurzel nur dann zur Verfügung stehen, wenn sie »von außen« aufgenommen werden, denn das Haar kann diese wichtigen Substanzen nicht selbst herstellen.

Glänzender Auftritt mit Goldhirse

Im alten China gehörte diese Getreideart zu den fünf heiligen Pflanzen: die Hirse, die seit Jahrtausenden auf allen Kontinenten kultiviert wird, bei uns aber eher ein »Schattendasein« führt. Dabei haben es die kleinen gelben Körner, die der »Goldhirse« auch den Namen geben, in sich: Sie enthalten wertvolle Energielieferanten in Form von Kohlenhydraten und Eiweißstoffen und lebensnotwendige, vor allem mehrfach ungesättigte Fettsäuren. Des Weiteren enthalten die Samen der Hirse Mineralstoffe und Spurenelemente wie Phosphor, Fluor, Eisen, Kalzium und Silizium (in Form von Kieselsäure).

Für die Haarstruktur ist vor allem das Spurenelement Silizium wichtig, denn dieses unterstützt die Quervernetzung der Keratin-Eiweiß-Bausteine und ist damit für die Festigkeit und Kräftigkeit der Haare von Bedeutung. Unter einem Mangel an Silizium – das haben wissenschaftliche Studien ergeben – neigt das Haar zur Brüchigkeit und wird spröde und glanzlos. Die Goldhirse trägt also zur Stärkung des Haars bei und verhilft diesem zu mehr Glanz.

Mein Tipp

Beginnen Sie hin und wieder den Tag mit einem köstlichen Hirsebrei. Dazu 100 g Hirseflocken zusammen mit 350 ml Milch kochen und anschließend mit einem Esslöffel Honig süßen. Eine geschnittene Banane unterheben und etwas Schokoraspel (Zartbitterschokolade) darüber streuen – fertig ist der Nährstoffcocktail für die Haare!

→ *siehe Kapitel 18: »Ernährung und Nährstoffe auf einen Blick«*

» SCHÖNHEIT ENTSTEHT DORT, WO GESUNDHEIT UND SELBSTFÜRSORGE SICH BEGEGNEN.

18 ALLES AUF EINEN BLICK – ERNÄHRUNG UND NÄHRSTOFFE FÜR FRAUEN

Ernährung ist einer der stärksten Hebel für Gesundheit. Sie beeinflusst Hormone, Entzündungsprozesse, Stimmung und Energie, schützt Gefäße, Haut und Knochen und wirkt bis in jede Zelle. Gerade Frauen profitieren von einer Kost, die reich an Vitalstoffen ist, den Stoffwechsel harmonisiert und das hormonelle Gleichgewicht unterstützt.

Was der Körper braucht

Eine frische, pflanzenbetonte Ernährung liefert alles, was Körper und Geist täglich brauchen. Gemüse, Hülsenfrüchte, Vollkorngetreide, Nüsse, Samen, Beeren und hochwertige Öle versorgen den Organismus mit Vitaminen, Mineralstoffen und sekundären Pflanzenstoffen. Sie stärken die Abwehrkräfte und fördern die Regeneration.

Fisch, Eier und Milchprodukte ergänzen Omega-3-Fettsäuren, Kalzium, Vitamin D und B-Vitamine.

Frauen verlieren durch Menstruation und hormonelle Schwankungen mehr Eisen, Magnesium und Zink. Während der Wechseljahre verändert sich der Nährstoffbedarf zusätzlich. Knochen, Nerven, Haut und Hormonbalance brauchen dann besondere Unterstützung.

Tabelle 34: Die wichtigsten Nähstoffe für Frauen

Nährstoff	Wirkung im Körper	Beste Quellen
Magnesium	Entspannt Muskeln und Nerven, hilft bei Schlafstörungen, PMS und Stress	Vollkorn, Nüsse, Hülsenfrüchte, grünes Gemüse
Eisen	Unterstützt Blutbildung, Energie und Konzentration	Hirse, Linsen, Fleisch, Spinat, Kürbiskerne
Zink	Fördert Haut, Haare, Immunabwehr und Hormonbildung	Hafer, Nüsse, Kürbiskerne, Fleisch, Meeresfrüchte
Kalzium	Stärkt Knochen und Zähne, reguliert Muskelfunktion	Milchprodukte, Brokkoli, Grünkohl, Mandeln
Vitamin D	Unterstützt Kalziumaufnahme, stärkt Knochen, Immun- und Muskelfunktion	Sonnenlicht, fetter Fisch, Eigelb, angereicherte Produkte
Vitamin B6, B12, Folsäure	Fördern Nervensystem, Hormonbalance, Zellteilung	Vollkorn, Hülsenfrüchte, grünes Gemüse, Eier, Fisch
Omega-3-Fettsäuren	Wirken entzündungshemmend, verbessern Herz- und Gehirnfunktion	Lachs, Makrele, Hering, Leinöl, Walnüsse
Selen	Antioxidativ, stärkt Schilddrüse und Immunsystem	Paranüsse, Fisch, Vollkornprodukte
Biotin	Für gesunde Haut, Haare und Nägel	Hafer, Eier, Nüsse, Sojabohnen
Vitamin C	Verbessert Eisenaufnahme, schützt Gefäße und Bindegewebe	Zitrusfrüchte, Paprika, Beeren, Sanddorn

Die besten Lebensmittel für Frauen

Gemüse in allen Farben, Beeren, Hülsenfrüchte, Nüsse, Samen, Vollkorn, Kräuter und Gewürze bilden die Basis. Dazu regelmäßig Fisch, ab und zu Eier, Milchprodukte in Maßen und gutes Öl aus Lein, Raps oder Olive.

Ideal für Frauen:

- Brokkoli, Spinat, Grünkohl, Feldsalat
- Linsen, Kichererbsen, Sojaprodukte
- Heidelbeeren, Himbeeren, Cranberries
- Mandeln, Walnüsse, Kürbiskerne, Leinsamen
- Hafer, Hirse, Quinoa, Vollkornreis
- Lachs, Hering, Makrele
- Naturjoghurt, Kefir, Sauerkraut
- Petersilie, Kresse, Kurkuma, Ingwer

Diese Lebensmittel versorgen den Körper mit Mineralstoffen, Antioxidantien und essenziellen Fettsäuren. Sie wirken entzündungshemmend, gefäßschützend und stärkend auf Haut, Haare und Nervensystem.

Tabelle 35: Lebensmittel mit Zusatznutzen

Kategorie	Wirkung	Beispiele
Entzündungs-hemmend	mindern stille Entzündungen, schützen Gefäße und Haut	Kurkuma, Ingwer, Brokkoli, Beeren, grüner Tee, fetter Fisch, Olivenöl
Hormonaktiv	stabilisieren Östrogen- und Progesteronhaushalt	Soja, Leinsamen, Rotklee, Vollkorn, Hülsenfrüchte
Darm-freundlich	fördern gesunde Darmflora und Verdauung	Joghurt, Kefir, Sauerkraut, Ballaststoffe aus Vollkorn, Leinsamen, Gemüse
Gefäß-schützend	verbessern Durchblutung und Elastizität der Gefäße	Beeren, Nüsse, Bitterschokolade, Knoblauch
Knochen-stärkend	beugen Osteoporose vor, verbessern Mineralstoffeinbau	Milchprodukte, grünes Gemüse, Mandeln, Lachs, Sardinen
Haut- und Haarfreundlich	fördern Kollagenbildung und Zellregeneration	Hirse, Avocado, Eier, Nüsse, Karotten, Spinat
Stress-resistent	unterstützen Nerven und Energiehaushalt	Bananen, Hafer, Sonnenblumen-kerne, dunkle Schokolade

Ernährung im täglichen Leben

Essen darf einfach sein. Drei Mahlzeiten am Tag, frische Zutaten, viel Gemüse, ausreichend Wasser. Zucker, Weißmehl und Fertigprodukte besser sparsam. Wer bewusst wählt, hält Hormone, Stoffwechsel und Energie im Gleichgewicht.

So sieht ein guter »Frauenteller« aus

Ein ausgewogener Teller versorgt den Körper mit allem, was er braucht.

Etwa die Hälfte des Tellers sollte aus Gemüse und Salat bestehen - frisch, gegart oder bunt gemischt. Ein Viertel gehört komplexen Kohlenhydraten, zum Beispiel Vollkornreis, Hirse, Quinoa, Kartoffeln oder Hülsenfrüchten. Das letzte Viertel liefert Eiweiß, etwa aus Fisch, Eiern, Joghurt, Tofu oder magerem Fleisch.

Etwas hochwertiges Öl - Lein-, Raps- oder Olivenöl - rundet die Mahlzeit ab. Dazu frische Kräuter, ein Spritzer Zitronensaft, stilles Wasser oder Kräutertee.

Ein solcher Teller hält den Blutzucker stabil, unterstützt die Hormonbalance und beugt Heißhunger und Energielöchern vor.

» ERNÄHRUNG IST MEHR ALS BLOSSE ENERGIEAUFNAHME - SIE IST VON EINFLUSS AUF DIE ORGANE UND DIE PSYCHE GEPRÄGT.

S Schlusswort

Abschließend bleibt festzuhalten, dass die Besonderheiten des weiblichen Organismus bei der medizinischen Behandlung von Frauen einen höheren Stellenwert als bisher einnehmen und die »Gender medicine« in der Forschung weiterhin intensiv verfolgt werden sollte. Es muss ein wichtiges Anliegen im medizinischen Praxisalltag sein, uns Frauen mit den »passenden« Therapieansätzen zu versorgen. Nur der Vollständigkeit halber: Das gilt selbstverständlich auch für die Männer.

Ü Über die Autorin

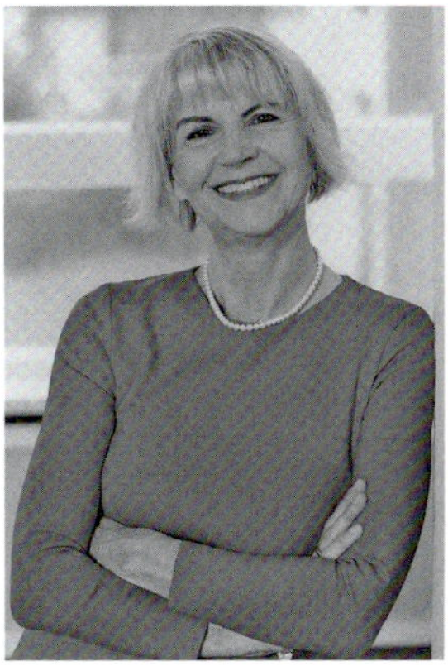

Prof. Dr. rer. nat. Michaela Döll

ist Diplom-Biologin mit mehrjähriger Forschungsaktivität im pharmazeutischen Bereich und Promotion im Fachbereich Pharmazie. Sie befasst sich seit etwa 25 Jahren intensiv mit der pflanzlichen und orthomolekularen Medizin (»Vitalstoffmedizin«) und hält bundesweit, aber auch im Ausland Vorträge zu diesem Thema. Ihre Zuhörer sind in erster Linie interessierte Ärzte, Heilpraktiker und Apotheker. Mit zahlreichen Veröffentlichungen und inzwischen 15 Büchern hat sie sich einen Namen gemacht. Ihr Expertenrat ist auch in zahlreichen TV- und Hörfunk-Sendungen gefragt.

Die Autorin ist zudem seit 14 Jahren Professorin an der Universität Braunschweig im Fachbereich Lebensmittelchemie.

Im Internet zu finden ist die Autorin unter: www.prof.drmdoell.de
Auf Instagram zu finden unter: prof_dr_doell

L Literatur

(Auflage 2025)

American Journal of Clinical Nutrition:
Albert B. B. et al.: Omega-3 Fatty Acids and Cardiovascular Disease Risk in Women.
Am J Clin Nutr 2021; 113(6): 1502-1511. doi: 10.1093/ajcn/nqab046.

Bächle C., Andrich S. und Icks A.:
Geschlechtsunterschiede bei Diabetes mellitus.
In: Kolip P. und Hurrelmann K.: Handbuch Geschlecht und Gesundheit – Männer und Frauen im Vergleich.
2. Auflage. Bern: Hogrefe Verlag, 2016: 194–205.

Bornschein S. und Hausteiner-Wiehle C.:
Besondere Aspekte einer geschlechtersensiblen Behandlung in der psychiatrischen, psychosomatischen und psychotherapeutischen Versorgung.
In: Hornberg C., Pauli A. und Wrede B.: Medizin – Gesundheit – Geschlecht – eine gesundheitswissenschaftliche Perspektive.
Wiesbaden: Springer Verlag, 2016: 177–198.

Brands J., Hubel C.A., Althouse A., Reis S.E., Pacella J.J.:
Noninvasive sublingual microvascular imaging reveals sex-specific reduction in glycocalyx barrier properties in patients with coronary artery disease.
Physiol Rep. 2020 Jan; 8(2):e14351. doi: 10.14814/phy2.14351.

British Medical Journal (BMJ): Bolland M. J., Grey A., Avenell A. et al.: Vitamin D and Calcium Supplementation in Older Adults: A Meta-analysis of Randomized Controlled Trials. BMJ 2014; 348:g3656. doi: 10.1136/bmj.g3656.

Bundesärztekammer und AWMF:
Nationale VersorgungsLeitlinie Diabetes mellitus Typ 2.
Version 2023.

Bundesinstitut für Risikobewertung (BfR):
FAQ zu pflanzlichen Isoflavon-Präparaten.
Berlin 2022.

Dewan P.:
Sex-Related Differences in Heart Failure with Preserved Ejection Fraction.
Circ. Heart Fail. 2019 Dec;12(12):e006539. doi:10.1161/CIRCHEARTFAILURE.119.006539.

Döll M.:
Entzündungen – die heimlichen Killer.
München: Herbig 2005.

Dachverband Osteologie (DVO):
Leitlinie Osteoporose 2023.
www.dv-osteologie.org

Deutsche Gesellschaft für Ernährung (DGE):
Referenzwerte für die Nährstoffzufuhr.
Bonn: DGE, fortlaufend aktualisiert, Online unter www.dge.de/wissenschaft/referenzwerte/ (Stand: 2023).

Deutsche Gesellschaft für Neurologie (DGN):
Geschlechtsunterschiede in der Neurologie.
Berlin 2023.

Deutsche Migräne- und Kopfschmerzgesellschaft (DMKG):
Leitlinie Diagnostik und Therapie der Migräne.
Berlin 2022.

Fillingim R.:
Sex, gender, and pain.
In: Legato M.J.: Principles of gender in medicine - Gender in the genomic era. 3rd ed.
London: Elsevier, 2017: 481–493.

Fischer G.:
Warum Frauen gesünder leben & Männer früher sterben.
Wien: Verlagshaus der Ärzte, 2005.

Härtel U.:
Geschlechterunterschiede bei Krankheiten des Herz-Kreislauf-Systems.
In: Kolip P. und Hurrelmann K.: Handbuch Geschlecht und Gesundheit - Männer und Frauen im Vergleich. 2. Auflage.
Bern: Hogrefe Verlag, 2016: 152–169.

Haga S.B.:
Precision medicine and challenges in research and clinical implementation.
In: Legato M.J.: Principles of gender in medicine - Gender in the genomic era. 3rd ed.
London: Elsevier, 2017: 717–726.

Huber J.:
Die Gesundheit der Frau.
Wien: Verlag Carl Ueberreuter 2008.

Cochrane Database of Systematic Reviews:
Isoflavone Supplementation for Postmenopausal Women, 2022 Update.

Cochrane Database of Systematic Reviews:
Probiotics for Irritable Bowel Syndrome, 2022.

Jungmayr P.:
Klinische Studien - Frauen sind meist unterrepräsentiert.
Deutsche Apotheker Zeitung, 148, 25, 42–44, 2008.

Katsari E.:
Hand aufs Herz - Geschlechtsspezifische Unterschiede in der operativen Behandlung der koronaren Herzkrankheit.
In: Gadebusch Bondio M. und Katsari E.: Gender Medizin - Krankheit und Geschlecht in Zeiten der individualisierten Medizin.
Bielefeld: transcript Verlag, 2014: 115–130.

Lam C.S.P. et al.:
Sex differences in heart failure.
Eur. Heart J. 2019, pii: ehz835. doi:10.1093/eurheartj/ehz835.

Legato M.:
Evas Rippe.
München: Ullstein Buchverlage GmbH, 2004.

Li J. et al.:
Association of Dietary Magnesium Intake with Fatal Coronary Heart Disease and Sudden Cardiac Death.
J Womens Health (Larchmt).
2020 Jan; 29(1):7–12. doi: 10.1089/jwh.2019.7775.

Meyer zu Schwabedissen H.:
Geschlechtsspezifische Unterschiede in der Behandlung kardiovaskulärer Erkrankungen.
In: Gadebusch Bondio M. und Katsari E.: Gender Medizin – Krankheit und Geschlecht in Zeiten der individualisierten Medizin.
Bielefeld: transcript Verlag, 2014: 87–94.

Müller-Bohn Th.:
Gender medicine in Wissenschaft und Praxis.
Deutsche Apotheker Zeitung, 148, 19, 72–77, 2008.

Nieber K.:
Bedeutung von geschlechtsspezifischen Unterschieden für die Arzneimitteltherapie.
In: Gadebusch Bondio M. und Katsari E.: Gender Medizin – Krankheit und Geschlecht in Zeiten der individualisierten Medizin.
Bielefeld: transcript Verlag, 2014: 69–86.

Oertelt-Prigione S.:
Immune response – The impact of biological sex and gender.
In: Legato M.J.: Principles of gender in medicine – Gender in the genomic era. 3rd ed.
London: Elsevier, 2017: 309–318.

Robert Koch-Institut:
Gesundheit in Deutschland – Aktuelle Daten zu Ernährungs- und Lebensgewohnheiten.
Berlin 2023.

Robert-Koch-Institut:
Frauengesundheitsbericht.
Berlin 2017.

Regitz-Zagrosek V.:
Sex and gender differences in cardiovascular disease.
In: Oertelt-Prigione S. und Regitz-Zagrosek V.:
Sex and gender aspects in clinical medicine.
London: Springer Verlag, 2012: 17–44.

Regitz-Zagrosek V.:
Geschlecht und Herz-Kreislauf-Erkrankungen.
Warum wir Gendermedizin brauchen.
Internist 2017, 58: 336–343, DOI 10.1007/s00108-017-0214-3.

Rieder A. und Lohff B. (Hrsg.):
Gender Medizin. Geschlechtsspezifische Aspekte für die klinische Praxis.
Wien, New York: Springer Verlag, 2. Auflage 2008.

Rouse L.P. et al.:
Women Physicians: Gender and the Medical Workspace.
J Womens Health (Larchmt). 2020 Jan 20. doi: 10.1089/jwh.2018.7290.

Sánchez-Serrano I.:
Gender-specific medicine in pharmaceutical drug discovery and development.
In: Legato M.J.: Principles of gender in medicine - Gender in the genomic era. 3rd ed.
London: Elsevier, 2017: 733–741.

Schäfer C.:
Die Sache mit Frau und Mann.
Das PTA Magazin, 12, 36–41, 2007.

Scheipl S. und Rásky E.:
Zwei Geschlechter, ein Bewegungsapparat? Geschlecht und Gender als Einflussfaktoren in der Orthopädie.
In: Hornberg C., Pauli A. und Wrede B.: Medizin - Gesundheit - Geschlecht - eine gesundheitswissenschaftliche Perspektive.
Wiesbaden: Springer Verlag, 2016: 137–156.

Smaardijk V.R. et al.:
Sex and gender-stratified risks of psychological factors for adverse clinical outcomes in patients with ischemic heart disease: A systematic review and meta-analysis.
Int J Cardiol. 2019 Dec 11. doi: 10.1016/j.ijcard.2019.12.014.

Stamer M. und Schach C.:
Geschlechteraspekte in der medizinischen Versorgung.
In: Kolip P. und Hurrelmann K.: Handbuch Geschlecht und Gesundheit - Männer und Frauen im Vergleich. 2. Auflage.
Bern: Hogrefe Verlag, 2016: 312–324.

Thürmann P.A., Jahnsen K. und Selke G.W.:
Geschlechteraspekte in der Pharmakotherapie.
In: Kolip P. und Hurrelmann K.: Handbuch Geschlecht und Gesundheit - Männer und Frauen im Vergleich. 2. Auflage.
Bern: Hogrefe Verlag, 2016: 325–337.

Ventura-Clapier R. et al.:
Sex in basic research: concepts in the cardiovascular field.
Cardiovascular Research (2017) 0, 711–724.

Women's Health Initiative (WHI):
Risks and benefits of estrogen plus progestin in healthy postmenopausal women. JAMA 2002; 288(3): 321–333.

Waheed N. et al.:
Sex Differences in Non-Obstructive Coronary Artery Disease.
Cardiovasc Res. 2020 Jan 20. doi: 10.1093/cvr/cvaa001.

Whittle S., Simmons J.G. und Allen N.B.:
Emotion and gender-specific neural processing in men and women.
In: Legato M.J.: Principles of gender in medicine – Gender in the genomic era. 3rd ed.
London: Elsevier, 2017: 183-198.

Wolfersdorf M. und Plöderl M.:
Geschlechtsunterschiede bei Suizid und Suizidalität.
In: Kolip P. und Hurrelmann K.: Handbuch Geschlecht und Gesundheit – Männer und Frauen im Vergleich. 2. Auflage.
Bern: Hogrefe Verlag, 2016: 265–274.

Journal of Diabetes Investigation:
Ma R. C. W., Chow E. W. K., Ng N. Y. H., Sugiyama T., Deng Y., Tam W. H., Lau S. L., Poon L. C., Zhang C., Sriram U.: Diabetes and Women's Health. J Diabetes Investig. 2025 Jul; 16(7): 1173–1190. doi: 10.1111/jdi.70095.

Journal of Obstetric, Gynecologic & Neonatal Nursing:
Simonovich S. D., McGlothen-Bell K., Rossman B.: Promoting Women's Mental Health Across the Life Course. J Obstet Gynecol Neonatal Nurs. 2025 Jan; 54(1): 1–4. doi: 10.1016/j.jogn.2024.12.003.

Mental Health Disorders in Women.
Michael WE, Atwell K, Svarverud J.Prim Care.
2025 Jun;52(2):341-351. doi: 10.1016/j.pop.2025.01.007.

Women's Health Care, Prevention in Practice, and Common Medical Illnesses.
Bowman MA, Seehusen DA, Britz J, Tietbohl CK, Ledford CJW.J Am Board Fam Med.
2025 Mar-Apr;38(2):195-198. doi: 10.3122/jabfm.
2025.250037R0.

Acute Coronary Syndrome in Women.
Cader FA, Sareen N, Press MC.Interv Cardiol Clin.
2025 Jan;14(1):9-19. doi: 10.1016/j.iccl.2024.08.011.

Promoting Women's Mental Health Across the Life Course.
Simonovich SD, McGlothen-Bell K, Rossman B.J Obstet Gynecol Neonatal Nurs. 2025 Jan;54(1):1-4. doi: 10.1016/j.jogn.
2024.12.003.

Cardiovascular Health in Women.
Garcia AV, Strangas Y.Prim Care. 2025 Jun;52(2):317-328. doi: 10.1016/j.pop.
2025.01.005. Ep

R Register

S

T

U

V

Y

Z